ALBERT EINSTEIN
SOCIEDADE BENEFICENTE ISRAELITA BRASILEIRA

GRAVIDEZ E PRIMEIRA INFÂNCIA

A SAÚDE DE NOSSOS FILHOS

4ª EDIÇÃO

VOLUME 1

São Paulo
2021

eE editora dos Editores

CONTEÚDO ORIGINAL

Projeto gráfico, editoração e capa: *Villa d'Artes Soluções Gráficas*
Imagens de capa: *Shutterstock*

Dados Internacionais de Catalogação na Publicação (CIP)
(Câmara Brasileira do Livro, SP, Brasil)

A Saúde de nossos filhos. -- 4. ed. -- São Paulo : Editora dos Editores Eireli, 2021. -- (Gravidez e primeira infância ; v. 1 / editores Renata D. Waksman, Cláudio Schvartsman, Eduardo Juan Troster, Sulim Abramovici)

Vários autores.
Vários coordenadores.
ISBN 978-65-86098-33-4

1. Bebês - Cuidados 2. Crianças - Cuidados 2. Pais e filhos 3. Pediatria 4. Puericultura I. Waksman, Renata D. II. Schvartsman, Cláudio. III. Troster, Eduardo Juan. IV. Abramovici, Sulim. V. Série.

21-62403 CDD 613.0432

Índices para catálogo sistemático:

1. Bebês e crianças : Promoção da saúde 613.0432

Cibele Maria Dias - Bibliotecária - CRB-8/9427

Este livro foi criteriosamente selecionado e aprovado por um Editor científico da área em que se inclui. A ***Editora dos Editores*** assume o compromisso de delegar a decisão da publicação de seus livros a professores e formadores de opinião com notório saber em suas respectivas áreas de atuação profissional e acadêmica, sem a interferência de seus controladores e gestores, cujo objetivo é lhe entregar o melhor conteúdo para sua formação e atualização profissional.

Desejamos-lhe uma boa leitura!

eE
editora dos Editores

EDITORA DOS EDITORES
Rua Marquês de Itu, 408 — sala 104 — São Paulo/SP
CEP 01223-000
Rua Visconde de Pirajá, 547 — sala 1.121 — Rio de Janeiro/RJ
CEP 22410-900

+55 11 2538-3117
contato@editoradoseditores.com.br
www.editoradoseditores.com.br

Atendimento Interativo
(11) 98308-0227

EDITORES DA SÉRIE

RENATA D. WAKSMAN
CLÁUDIO SCHVARTSMAN
EDUARDO JUAN TROSTER
SULIM ABRAMOVICI

ALBERT EINSTEIN
SOCIEDADE BENEFICENTE ISRAELITA BRASILEIRA

GRAVIDEZ E PRIMEIRA INFÂNCIA

A SAÚDE DE NOSSOS FILHOS

4ª EDIÇÃO

VOLUME 1

São Paulo
2021

editora dos Editores

CONTEÚDO ORIGINAL

Itemização pedagógica dos capítulos

DICA

Quando o leitor encontrar o termo "DICA", significa que seu conteúdo trará uma ou mais informações úteis e proveitosas, que podem ajudar a aumentar o conhecimento ou servir de alerta a respeito do que consta no texto.

IMPORTANTE

Onde estiver destacado como "IMPORTANTE" significa que a informação contida ali merece ser evidenciada e é relevante.

Aqui está um aviso que requer ATENÇÃO na leitura do seu conteúdo e a informação nele contida pode auxiliar na compreensão do que consta no texto em questão.

O QUE É?

Neste espaço estará a definição e o significado de um tema, além do seu CONCEITO, para dar sentido, caracterizá-lo melhor, tudo para que a ideia seja compreendida e assimilada.

SAIBA MAIS

Neste espaço estarão as indicações de abordagens mais dinâmicas, profundas e relevantes do assunto tratado no texto em questão.

Em "SAIBA MAIS" haverá também a oportunidade de aprofundar conhecimentos, aumentar habilidades e construir pontes entre os assuntos abordados.

Apresentação

E chegamos à quarta edição de *A Saúde de Nossos Filhos*, agora em formato de manual, dividido em quatro volumes e abordando os principais assuntos e questões que envolvem a gravidez e a primeira infância.

Este é o primeiro volume e tem como objetivo ajudar os futuros pais - e a todos os que se interessam pela saúde da gestante, do recém-nascido e da criança na primeira infância.

Começamos pelo período pré-natal, com assuntos atuais, como estilo de vida e atividade física na gestação, o acompanhamento clínico e por ultrassom, a seguir estão as fases do pré parto, do parto e o período puerperal, com orientações e dicas destas fases.

Seguimos com o recém-nascido, ao descrever o que acontece nas primeiras horas e nos primeiros dias de vida, os cuidados com o bebê, as triagens que devem ser feitas neste momento inicial, dicas e técnicas de amamentação, alimentação, vestimenta, troca de fraldas, banho, até a supervisão de saúde e a segurança que devem cercar esta fase.

Passamos para assuntos da atualidade, como estilo de vida, as curvas de crescimento, viajar com crianças, conviver com animais de estimação.

Assuntos como sites e aplicativos sobre a saúde da criança, internet e videogames não foram esquecidos, além de disponibilizar informações sobre os remédios, poluição ambiental e a escolha da educação infantil.

Este volume finaliza com a saúde emocional da criança e trata das dinâmicas familiares atuais, buscando atender as necessidades de pais e filhos, com a premissa da criação e manutenção de vínculos e laços fortes, dos quais as crianças muito necessitam nos dias de hoje.

Estamos convictos de que o leitor encontrará informações atualizadas e modernas, uma vez que um time de 44 autores investiu tempo e dedicação ao projeto para que a leitura seja agradável e clara, embora não se deva utilizar este manual para substituir as orientações do obstetra e do pediatra que acompanham o casal e seu filho.

Todo esse esforço somente foi possível graças ao apoio decidido que a diretoria da Sociedade Beneficente Israelita Brasileira Hospital Albert Einstein sempre ofereceu às iniciativas do nosso Departamento Materno-Infantil. Esperamos que a 4ª. Edição de *A Saúde de Nossos Filhos* continue sendo útil e que responda à maioria de suas dúvidas. Desejamos uma boa e proveitosa leitura.

Renata Dejtiar Waksman

Cláudio Schvartsman

Eduardo Juan Troster

Sulim Abramovici

Editores

Prefácio

Obras voltadas aos pais e mães existem muitas. Mas são bem mais raras as que conseguem ter a abrangência de temas e conteúdos de "A Saúde de Nossos Filhos" e a capacidade de apresentá-los em uma linguagem simples e acessível, sem abrir mão do rigor científico. Já no lançamento da primeira edição, em 2002, o livro mostrava sua vocação para tornar-se um clássico, um aliado indispensável para mães e pais que sabem que conhecimento é o melhor companheiro para embarcar nessa fascinante viagem que começa na gravidez, passa pelo parto e avança a cada dia dessa nova vida que veio ao mundo – um mundo que se transforma em ritmo acelerado, trazendo novidades, descobertas, novos contextos e também novos desafios.

Agora em sua 4ª edição, "A Saúde de Nossos Filhos" também se transforma sob a inspirada batuta dos editores Renata D. Waksman, Cláudio Schvartsman, Eduardo Juan Troster e Sulim Abramovici, médicos do corpo clínico do Einstein reconhecidos por suas competências e sólida experiência. São atributos que se repetem no currículo dos mais de 150 especialistas que respondem pela autoria dos capítulos. Não se trata de mera revisão da edição anterior. Capítulos inteiros foram refeitos à luz das mais recentes diretrizes e descobertas da ciência, e novos temas e conteúdos foram incluídos em sintonia com a dinâmica de mudanças que vão remodelando a vida contemporânea.

Da revolução no cardápio dos bebês a partir dos seis meses, que redefine as diretrizes de alimentação complementar antes restrita a sucos e sopinhas, ao Projeto Parto Adequado, que, como o nome diz, estabelece que o parto (normal ou cesárea) tem de ser o mais adequado para a gestante e para o bebê, são muitas as novidades desta nova edição. Como não poderia deixar de ser, a obra trata também do novo coronavírus, tanto na perspectiva da doença como dos impactos emocionais gerados em um ambiente de quase confinamento.

Com essas e outras novidades, a obra mantém um de seus importantes diferenciais que é proporcionar textos superatuais e que realmente agreguem valor para os leitores. Nem poderia ser de outra maneira para uma publicação que nasceu no Departamento Materno-Infantil do Einstein com o propósito de levar para fora do nosso Hospital assuntos importantes para mães, pais e qualquer pessoa envolvida no processo de crescimento e desenvolvimento da criança.

Nesse movimento de se reinventar continuamente, "A Saúde de Nossos Filhos" direcionou seu foco ao período que vai da gravidez ao final da primeira infância e mudou até de formato. Em vez de livro, ganhou a forma de manual e foi dividido em quatro volumes, facilitando o manuseio e o acesso aos conteúdos de interesse em cada momento ou situação. Além da versão impressa, a obra está disponível em versão digital.

Como cirurgião do aparelho digestivo, nada tenho a comentar sobre gravidez e primeira infância. Como médico e gestor de saúde, posso destacar a importância da informação de qualidade para cuidarmos da nossa saúde e da saúde dos nossos filhos. E como pai de dois filhos hoje já adultos, acumulo experiência suficiente e abalizada para afirmar que "A Saúde de Nossos Filhos" é uma obra fundamental – um guia para iluminar essa fascinante e desafiadora missão de cuidar, desenvolver e proporcionar o melhor para aquelas vidas que trouxemos ao mundo.

Sidney Klajner

Presidente da Sociedade Beneficente Israelita Brasileira Albert Einstein

Editores

Renata Dejtiar Waksman

Doutora em Pediatria pela Faculdade de Medicina da Universidade de São Paulo (FMUSP). Médica do Departamento Materno-Infantil do Hospital Israelita Albert Einstein (HIAE). Membro do Departamento de Segurança da Sociedade Brasileira de Pediatria (SBP). Coordenadora do Núcleo de Estudos da Violência contra Crianças e Adolescentes da Sociedade de Pediatria de São Paulo (SPSP).

Cláudio Schvartsman

Reitor da Faculdade Israelita de Ciências da Saúde Albert Einstein (FICSAE). Professor Livre-Docente pela Faculdade de Medicina da Universidade de São Paulo (FMUSP). Coordenador do Pronto-Socorro do Instituto da Criança do Hospital das Clínicas da Faculdade de Medicina da Universidade de São Paulo (ICr-HC-FMUSP).

Eduardo Juan Troster

Professor Pleno da Disciplina Humanidades do Curso de Medicina da Faculdade Israelita de Ciências da Saúde Albert Einstein (FICSAE). Professor Livre-Docente do Departamento de Pediatria da Faculdade de Medicina da Universidade de São Paulo (FMUSP). Médico Assistente do Instituto de Tratamento do Câncer Infantil (ITACI).

Sulim Abramovici

Presidente da Sociedade de Pediatria de São Paulo (SPSP). Pediatra emergencista pela Sociedade Brasileira de Pediatria (SBP). Médico Pediatra do Hospital Israelita Albert Einstein (HIAE).

Coordenadores do volume

Cláudio Schvartsman

Reitor da Faculdade Israelita de Ciências da Saúde Albert Einstein (FICSAE). Professor Livre-Docente pela Faculdade de Medicina da Universidade de São Paulo (FMUSP). Coordenador do Pronto-Socorro do Instituto da Criança do Hospital das Clínicas da Faculdade de Medicina da Universidade de São Paulo (ICr-HC-FMUSP).

Eduardo Cordioli

Mestre em Ciências pela Universidade Federal de São Paulo (UNIFESP). Coordenador da Pós-Graduação em Estado da Arte da Ginecologia e Obstetrícia do Hospital Israelita Albert Einstein (HIAE).

Eduardo Zlotnik

Mestrado em Obstetrícia pelo Instituto de Assistência Médica ao Servidor Público Estadual (IAMSPE). Doutorado em Ginecologia pela Faculdade de Medicina da Universidade de São Paulo (FMUSP). Pós de Economia da Saúde na Universidade de São Paulo (USP). MBA em Saúde no Insper do Hospital Israelita Albert Einstein (HIAE). Cocoordenador da residência em Ginecologia e Obstetrícia do HIAE. Vice-Presidente da Sociedade Beneficente Israelita Brasileira Hospital Albert Einstein (SBIBHAE).

Erasmo Barbante Casella

Professor Livre-Docente em Neurologia pela Faculdade de Medicina da Universidade de São Paulo (FMUSP). Chefe da Unidade de Neurologia Infantil do Instituto da Criança do Hospital das Clínicas da Faculdade de Medicina da Universidade de São Paulo (ICr-HC-FMUSP). Coordenador do Ambulatório de Distúrbios de Aprendizagem do Hospital das Clínicas da Faculdade de Medicina da Universidade de São Paulo (HCFMUSP). Neurologista Infantil do Hospital Israelita Albert Einstein (HIAE).

Leonardo Posternak

Médico Pediatra do Departamento Materno-Infantil do Hospital Israelita Albert Einstein (HIAE). Formação psicanalítica no Instituto Sedes Sapientiae.

Romy Schmidt Brock Zacharias

Coordenadora Médica da Neonatologia do Departamento Materno-Infantil do Hospital Israelita Albert Einstein (HIAE). Médica Assistente do Centro de Terapia Intensiva Neonatal do Hospital das Clínicas da Faculdade de Medicina da Universidade de São Paulo (HCFMUSP). Doutora em Ciências da Saúde pelo Departamento de Pediatria da Faculdade de Medicina da Universidade de São Paulo (FMUSP). Docente da Faculdade Israelita de Ciências da Saúde Albert Einstein (FICSAE).

Sulim Abramovici

Presidente da Sociedade de Pediatria de São Paulo (SPSP). Pediatra emergencista pela Sociedade Brasileira de Pediatria (SBP). Médico Pediatra do Hospital Israelita Albert Einstein (HIAE).

Thomaz Bittencourt Couto

Mestre e Doutor em Ciências pela Faculdade de Medicina da Universidade de São Paulo (FMUSP). Professor da Faculdade Israelita de Ciências da Saúde Albert Einstein (FICSAE). Médico Assistente do Pronto-Socorro do Instituto da Criança do Hospital das Clínicas da Faculdade de Medicina da Universidade de São Paulo (ICr-HC-FMUSP).

Autores do volume

Albert Bousso

Doutor em Pediatria pela Faculdade de Medicina da Universidade de São Paulo (FMUSP). Gerente Médico do Hospital Municipal Vila Santa Catarina. Docente de Pediatria da Faculdade Israelita de Ciências da Saúde Albert Einstein (FICSAE).

Ana Carolina Guimarães Eisencraft

Enfermeira Obstetra. Coordenadora da Maternidade e Centro de Parto Normal do Hospital Israelita Albert Einstein (HIAE).

Ana Lúcia Salgado Potenza

Nutricionista Sênior da Unidade Materno-Infantil do Hospital Israelita Albert Einstein (HIAE). Mestre em Ciências Aplicadas à Pediatria pela Universidade Federal de São Paulo (UNIFESP).

Ana Maria de Ulhôa Escobar

Professora Livre-Docente de Pediatria da Faculdade de Medicina da Universidade de São Paulo (FMUSP).

Ana Merzel Kernkraut

Psicóloga, Coordenadora do Programa de Experiência do Paciente do Hospital Israelita Albert Einstein (HIAE). MBA em Gestão de Saúde pelo Insper e Aprimoramento em Psicologia da Infância pela Universidade Federal de São Paulo (UNIFESP).

Ana Paula Beck

Ginecologista e Obstetra. Mestre pela Universidade Federal de São Paulo (UNIFESP). Título de Especialista em Medicina Fetal e Gestação de Alto Risco.

Arno Norberto Warth

Médico Neonatologista diarista da UTI Neonatal do Hospital Israelita Albert Einstein (HIAE).

Carlos Eduardo Czeresnia

Mestre em Ciências pela Faculdade de Medicina da Universidade de São Paulo (FMUSP). Médico do Corpo Clínico da Clínica Célula Mater.

Clara Wolak Hercowitz

Terapeuta Ocupacional e Orientadora Educacional da Universidade de São Paulo (USP). Terapeuta Familiar.

Claudio Leone

Professor Colaborador Sênior do Departamento de Saúde Ciclos de Vida e Sociedade da Faculdade de Saúde Pública da Universidade de São Paulo (FSPUSP). Professor Titular Aposentado do Departamento de Saúde Materno-Infantil da FSPUSP. Ex-Professor Associado do Departamento de Pediatria da Faculdade de Medicina da Universidade de São Paulo (FMUSP). Pesquisador do Laboratório de Delineamento de Estudos e Escrita Científica, Faculdade de Medicina do Centro Universitário Saúde do ABC (FMABC).

Claudio Reingenheim

Pediatra. Médico da UTI Neonatal do Hospital Israelita Albert Einstein (HIAE). Professor Convidado do Curso de Medicina da Faculdade Israelita de Ciências da Saúde Albert Einstein (FICSAE).

Cláudio Schvartsman

Reitor da Faculdade Israelita de Ciências da Saúde Albert Einstein (FICSAE). Professor Livre-Docente pela Faculdade de Medicina da Universidade de São Paulo (FMUSP). Coordenador do Pronto-Socorro do Instituto da Criança do Hospital das Clínicas da Faculdade de Medicina da Universidade de São Paulo (ICr-HC-FMUSP).

Daniel Klotzel

Doutor em Medicina pela Faculdade de Medicina da Universidade de São Paulo (FMUSP). Ginecologista e Obstetra do Hospital Israelita Albert Einstein (HIAE). Membro fundador do Grupo de Apoio à Maternidade e Paternidade (Gamp).

Débora Emy Nagao Alcantara

Fonoaudióloga do Hospital Israelita Albert Einstein (HIAE).

Débora Silva Vaz de Almeida

Pedagoga pela Pontifícia Universidade Católica de São Paulo (PUC-SP). Especialista em educação pela *Université Réné Descartes* – Paris V – Sorbonne. Mestranda em Leitura e Alfabetização na Universidade de La Plata – Argentina. Diretora Pedagógica do Colégio Santa Cruz-SP.

Eduardo Cordioli

Mestre em Ciências pela Universidade Federal de São Paulo (UNIFESP). Coordenador da Pós-Graduação em Estado da Arte da Ginecologia e Obstetrícia do Hospital Israelita Albert Einstein (HIAE).

Eduardo Felix Martins Santana

Professor da Pós-Graduação do Hospital Israelita Albert Einstein (HIAE). Mestre, Doutor e Pós--Doutorando pelo Departamento de Obstetrícia da Escola Paulista de Medicina - Universidade Federal de São Paulo (EPM-UNIFESP). Médico do Departamento Materno-Infantil do HIAE nos serviços de Obstetrícia e Medicina Fetal. Especialista em Obstetrícia, Ginecologia e Medicina Fetal pela Federação Brasileira das Associações de Ginecologia e Obstetrícia (FEBRASGO) e pela Associação Médica Brasileira (AMB).

Eduardo Zlotnik

Mestrado em Obstetrícia pelo Instituto de Assistência Médica ao Servidor Público Estadual (IAMSPE). Doutorado em Ginecologia pela Faculdade de Medicina da Universidade de São Paulo (FMUSP). Pós de Economia da Saúde na Universidade de São Paulo (USP). MBA em Saúde no Insper do Hospital Israelita Albert Einstein (HIAE). Cocoordenador da residência em Ginecologia e Obstetrícia do HIAE. Vice-presidente da Sociedade Beneficente Israelita Brasileira Hospital Albert Einstein (SBIBHAE).

Eliane Aparecida Rosseto Welter

Mestre e Especialista em Patologia Clínica Medicina Laboratorial. Médica Assistente do Laboratório Clínico do Hospital Israelita Albert Einstein (HIAE).

Fernanda Deutsch Plotzky

Preceptora da Disciplina de Ginecologia do Hospital das Clínicas da Faculdade de Medicina da Universidade de São Paulo (FMUSP). Membro do Corpo Clínico do Hospital Israelita Albert Einstein (HIAE) e da Clínica Célula Mater.

Guilherme V. Polanczyk

Psiquiatra de crianças e adolescentes. Livre-Docente em Psiquiatria da Infância e Adolescência pela Universidade de São Paulo (USP). Professor Associado do Departamento de Psiquiatria da Faculdade de Medicina da Universidade de São Paulo (FMUSP).

Heloisa Ferreira Brudniewski

Ginecologista e Obstetra. Médica do Departamento Materno-Infantil do Hospital Israelita Albert Einstein (HIAE).

Juliana Martins Monteiro Dias

Médica Pediatra Assistente da Enfermaria de Especialidades do Instituto da Criança do Hospital das Clínicas da Faculdade de Medicina da Universidade de São Paulo (ICr-HC-FMUSP). Docente da Faculdade de Medicina do Centro Universitário São Camilo e Universidade 9 de Julho.

Leonardo Posternak

Médico Pediatra do Departamento Materno-Infantil do Hospital Israelita Albert Einstein (HIAE). Formação psicanalítica no Instituto Sedes Sapientiae.

Lucila Pires Evangelista

Doutora em Medicina na área de Ginecologia e Obstetrícia pela Faculdade de Medicina da Universidade de São Paulo (FMUSP).

Marcelo Gil Nisenbaum

Doutor em Medicina pela Faculdade de Medicina da Universidade de São Paulo (FMUSP). Membro do Corpo Clínico da Clínica Célula Mater.

Marcelo Silber

Membro do Departamento Materno-Infantil do Hospital Israelita Albert Einstein (HIAE). Membro do Departamento da Pediatria Legal da Sociedade de Pediatria de São Paulo (SPSP). Membro da Diretoria da Interamerican Association of Pediatric Otorhinolaryngology (IAPO).

Maria Del Rocío Nadal

Bacharel em Medicina Veterinária. Árbitra Internacional em Cinofilia.

Mariano Tamura Vieira Gomes

Doutor pelo Departamento de Ginecologia da Escola Paulista de Medicina - Universidade Federal de São Paulo (EPM-UNIFESP). Coordenador de Residência Médica em Ginecologia e Obstetrícia do Hospital Israelita Albert Einstein (HIAE).

Natália Turano Monteiro

Enfermeira Neonatologista da Unidade Materno-Infantil do Hospital Israelita Albert Einstein (HIAE). Administradora Hospitalar pela Fundação Getulio Vargas (FGV). Consultora Internacional de Aleitamento Materno pelo International Board of Lactation Consultant Examiners (IBLCE).

Nilson Abrão Szylit

Mestre em Ciências da Saúde - Área de Perinatologia pelo Instituto de Assistência Médica ao Servidor Público Estadual (IAMSPE). Preceptor da Residência de Ginecologia e Obstetrícia do Hospital Israelita Albert Einstein (HIAE).

Oscar Tadashi Matsuoka

Médico Diarista da Unidade Materno-Infantil do Hospital Israelita Albert Einstein (HIAE). Mestre em Pediatria pela Faculdade de Medicina da Universidade de São Paulo (FMUSP).

Paula Alves Gonçalves

Pediatra neonatologista. Diarista da UTI Neonatal do Hospital Israelita Albert Einstein (HIAE).

Renata de Araújo Monteiro Yoshida

Médica pediatra neonatologista do Departamento Materno-Infantil do Hospital Israelita Albert Einstein (HIAE). Médica assistente do Centro de Terapia Intensiva Neonatal do Hospital das Clínicas da Faculdade de Medicina da Universidade de São Paulo (HCFMUSP). Mestre em Ciências da Saúde pelo Departamento de Pediatria da Faculdade de Medicina da Universidade de São Paulo (FMUSP).

Renata Dejtiar Waksman

Doutora em Pediatria pela Faculdade de Medicina da Universidade de São Paulo (FMUSP). Médica do Departamento Materno-Infantil do Hospital Israelita Albert Einstein (HIAE). Membro do Departamento de Segurança da Sociedade Brasileira de Pediatria (SBP). Coordenadora do Núcleo de Estudos da Violência contra Crianças e Adolescentes da Sociedade de Pediatria de São Paulo (SPSP).

Rita de Cassia Sanchez e Oliveira

Doutora em Medicina pela Faculdade de Medicina da Universidade de São Paulo (FMUSP). MBA em Economia e Gestão de Saúde pela Universidade Federal de São Paulo (UNIFESP). Coordenadora Médica do Setor de Medicina Fetal do Hospital Israelita Albert Einstein (HIAE). Coordenadora Médica do Programa Parto Adequado pelo HIAE.

Rodrigo Rocha Codarin

Mestre em Ciências pela Faculdade de Medicina da Universidade de São Paulo (FMUSP). Médico do Corpo Clínico da Clínica Célula Mater.

Romulo Negrini

Coordenador Médico de Obstetrícia do Departamento Materno-Infantil do Hospital Israelita Albert Einstein (HIAE). Professor Doutor pelo Departamento de Obstetrícia e Ginecologia da Faculdade de

Ciências Médicas da Santa Casa de São Paulo (FCMSCSP). Especialista em Obstetrícia, Ginecologia e Medicina Fetal pela Federação Brasileira das Associações de Ginecologia e Obstetrícia (FEBRASGO) e pela Associação Médica Brasileira (AMB).

Romy Schmidt Brock Zacharias

Coordenadora médica da neonatologia do Departamento Materno-Infantil do Hospital Israelita Albert Einstein (HIAE). Médica assistente do Centro de Terapia Intensiva Neonatal do Hospital das Clínicas da Faculdade de Medicina da Universidade de São Paulo (HCFMUSP). Doutora em Ciências da Saúde pelo Departamento de Pediatria da Faculdade de Medicina da Universidade de São Paulo (FMUSP). Docente da Faculdade Israelita de Ciências da Saúde Albert Einstein (FICSAE).

Rosa Maria Neme

Doutora em Ginecologia pela Faculdade de Medicina da Universidade de São Paulo (FMUSP). Diretora do Centro de Endometriose São Paulo.

Sandra J.F.E.Grisi

Professora Titular de Pediatria da Faculdade de Medicina da Universidade de São Paulo (FMUSP).

Simone Brandi

Graduação em enfermagem pela Universidade Estadual de Campinas (UNICAMP). Especialização em Criança de Alto Risco pelo Instituto da Criança do Hospital das Clínicas da Faculdade de Medicina da Universidade de São Paulo (ICr-HC-FMUSP). Mestrado Profissional em Enfermagem pela Faculdade Israelita de Ciências da Saúde Albert Einstein (FICSAE).

Sylvia Costa Lima Farhat

Doutora em Pediatria pela Faculdade de Medicina da Universidade de São Paulo (FMUSP). Médica Assistente do Pronto-Socorro do Instituto da Criança do Hospital das Clínicas da Faculdade de Medicina da Universidade de São Paulo (ICr-HC-FMUSP).

Thomaz Bittencourt Couto

Mestre e Doutor em Ciências pela Faculdade de Medicina da Universidade de São Paulo (FMUSP). Professor da Faculdade Israelita de Ciências da Saúde Albert Einstein (FICSAE). Médico Assistente do Pronto Socorro do Instituto da Criança do Hospital das Clínicas da Faculdade de Medicina da Universidade de São Paulo (ICr-HC-FMUSP).

Ulysses Doria Filho

Doutor em Pediatria pela Faculdade de Medicina da Universidade de São Paulo (FMUSP). Coordenador do Núcleo de Metodologia de Pesquisa e Análise Estatística do Instituto da Criança do Hospital das Clínicas da Faculdade de Medicina da Universidade de São Paulo (ICr-HC-FMUSP).

Victor Nudelman

Pediatra Alergologista e Imunologista pelo Instituto da Criança do Hospital das Clínicas da Faculdade de Medicina da Universidade de São Paulo (ICr-HC-FMUSP) e titulado pela Associação Brasileira de Alergia e Imunologia (ASBAI). Mestre em Pediatria pela Faculdade de Ciências Médicas da Santa Casa de São Paulo (FCMSCSP). Alergologista e Imunologista da Clínica de Especialidades Pediátricas do Hospital Israelita Albert Einstein (HIAE). Vice-presidente da Sociedade Beneficente Israelita Brasileira Hospital Albert Einstein (SBIBHAE).

Sumário

1

GRAVIDEZ E PARTO

Coordenadores: Eduardo Zlotnik / Eduardo Cordioli

SINAIS E SINTOMAS COMUNS NA GRAVIDEZ

Lucila Pires Evangelista / Daniel Klotzel

A gestação dura em média 280 dias (ou 40 semanas) a partir do primeiro dia da última menstruação. Normalmente transcorre sem complicações sérias, sobretudo quando há a preocupação de cuidar da saúde e manter o acompanhamento pré-natal. Apesar dos desconfortos típicos, como enjôos e vômitos, sensação de calor e inchaço nas pernas e nos pés, muitas mulheres nem sequer passam mal.

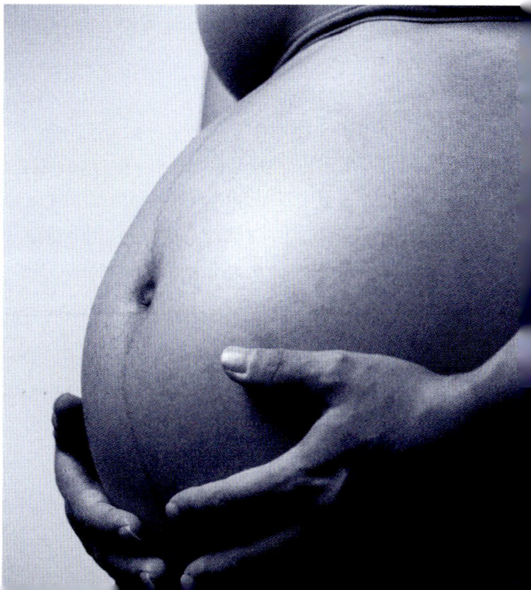

Figura 1.1 | **Gestante.**
Fonte: Daniel Reche/Pexels.

As mudanças hormonais iniciam-se logo após a fertilização do óvulo pelo espermatozoide e se modificam após o parto e só retornam ao normal após o período de amamentação. Em 10 a 15% das gestações iniciais, pode ocorrer um pequeno sangramento sangramento, não acompanhado de cólicas, que pode significar a implantação do embrião, o que não implica risco para a gestação, mas que deve sempre ser comunicado ao médico.

DICA

A gestação é uma das fases mais importantes da vida, tanto de forma individual como para o casal e as famílias, portanto é um período de grandes transformações e deve ser compreendido e aproveitado.

As alterações afetivas frequentemente caracterizam-se por oscilação de humor, causada por mudanças hormonais, mas também pelas inseguranças e medos que surgem. A primeira ansiedade é de se assegurar que o bebê tenha boa saúde.

Também pode surgir o medo das mudanças corporais, das mudanças do estilo de vida; das responsabilidades de cuidar e educar; das limitações que um filho impõe. Além disso, podem ocorrer no início da gestação sonolência, inchaços, náuseas que podem contribuir para desfazer a expectativa de uma maternidade absolutamente feliz.

O medo do parto, do desconhecido, contribui para para que surjam várias inseguranças:

- Qual o melhor parto, normal ou cesariana?
- Serei capaz de passar pelo processo, serei capaz de suportar a dor?
- Meu bebê nascerá saudável?

DICA

O apoio constante tanto do(a) companheiro(a), familiares e amigos, como da equipe de saúde é de crucial importância para a melhor experiência durante todo o período de gestação.

PELE

A ação dos hormônios da gravidez provoca aumento da oleosidade da pele, que, no início, pode se manifestar por surgimento ou agravamento de acne, mas que melhora depois do 1º trimestre. A oleosidade do cabelo também aumenta, dando a aparência de maior volume; essa melhora, no entanto, é somente durante a gestação: após o parto existe a tendência de queda de cabelos, que melhora espontaneamente.

Existe também a tendência ao aparecimento de pigmentação de face, das aréolas mamárias e de linha entre a sínfise púbica e o umbigo (às vezes estendendo-se até a parte alta do abdome). Por precaução, a grávida deve utilizar filtro solar cotidianamente.

TONTURAS E DESMAIOS

Todo o sistema circulatório da grávida está se modificando para poder suprir as necessidades do bebê. Além disso, ao crescer, o útero pode eventualmente comprimir os vasos que fazem o retorno sanguíneo dos membros inferiores, prejudicando o fornecimento de sangue ao cérebro. Isso provoca sensação de tontura e, de vez em quando, até pequenos desmaios.

Há como preveni-los: evitar levantar-se de repente depois de um período sentada é a medida mais eficaz, pois em grande parte das vezes a tontura aparece nessas ocasiões. Ambientes quentes e abafados e períodos longos sem alimentação e hidratação também podem causar esse desconforto. Sentar-se com a cabeça entre os joelhos ou deitar-se com as pernas para cima elimina rapidamente a sensação de tontura.

No último trimestre de gestação, se a grávida ficar deitada de costas, o peso do útero sobre a veia cava (a maior veia do corpo) diminui a velocidade do retorno de sangue para o coração. Isso pode causar sensação de desmaio, falta de ar e taquicardia. Portanto, não é recomendável que a gestante durma ou permaneça deitada de barriga para cima; a posição lateral é a mais indicada a partir do sétimo mês. Se os desmaios acontecerem com frequência, é preciso avisar o médico.

FALTA DE AR

O diafragma - principal músculo da respiração - eleva-se progressivamente durante o período de gestação, comprimido pelo aumento do volume do útero. Além disso, a placenta produz grande quantidade do hormônio progesterona, o que acelera a frequência respiratória. Esses fatores podem provocar na gestante a sensação de falta de ar, de necessidade de suspirar, sem que haja um problema respiratório.

SANGRAMENTO GENGIVAL E OBSTRUÇÃO NASAL

A gravidez provoca o inchaço das mucosas em geral – da boca, do nariz, da região genital. Por vezes, as gengivas inchadas podem sangrar ao contato com a escova de dente e o fio dental; nesse caso, convém redobrar os cuidados higiênicos. Visitas ao dentista fazem parte da rotina da gravidez.

A obstrução nasal é decorrente do mesmo inchaço das mucosas, associada a maior suscetibilidade a alergias, frequente em mulheres grávidas.

NÁUSEAS, VÔMITOS E SALIVAÇÃO EXCESSIVA

Náuseas e vômitos são os desconfortos mais comuns na gestação. Especialmente nos primeiros três meses, as mulheres grávidas podem sentir enjôos pela manhã ou durante todo o dia.

Esses sintomas relacionam-se à digestão mais lenta e a uma menor quantidade de ácidos gástricos para a digestão. Por isso, alimentar-se em intervalos curtos e fazer refeições mais leves são cuidados que costumam trazer certo alívio. Os sintomas matinais também podem ser aliviados se a mulher comer uma bolacha de água e sal ou uma torrada antes de se levantar, evitar odores fortes e não escovar os dentes antes do café da manhã. Além disso, os alimentos ácidos, como frutas cítricas, geralmente auxiliam na digestão difícil. Para algumas mulheres, o gengibre, sob qualquer forma (chá, em conserva ou em cristais), pode ajudar a controlar sintomas digestivos desagradáveis.

Se os vômitos forem excessivos, causando desidratação, outros tratamentos podem ser necessários.

AZIA

A sensação de "queimação" acima do estômago e na garganta é provocada pelo refluxo do conteúdo gástrico e acontece mais frequentemente na gravidez por ação hormonal (relaxamento da válvula gástrica), por aumento da pressão abdominal conforme o útero vai crescendo e pela digestão mais lenta. Comer quantidades pequenas de alimentos de fácil digestão, evitar tomar muito líquido durante as refeições, procurar ficar em pé (se possível caminhando) e não se deitar depois de uma refeição são alguns dos cuidados básicos recomendáveis. Se essas medidas não forem suficientes, seu médico poderá prescrever alguma medicação segura.

PRISÃO DE VENTRE (OBSTIPAÇÃO) E HEMORROIDAS

O funcionamento intestinal costuma ser mais lento desde o início da gestação por causa das alterações hormonais. A diminuição da atividade intestinal provoca prisão de ventre e, consequentemente, desconforto e dores abdominais em cólica. Além disso, a diminuição da movimentação intestinal intensifica a fermentação dos alimentos, podendo provocar aumento de formação de gases intestinais.

DICA

Para ajudar o funcionamento intestinal, recomenda-se aumentar a ingestão de fibras vegetais (verduras, legumes e frutas), ingerir maior quantidade de líquidos e procurar manter um horário regular para as evacuações. Quando essas medidas não são suficientes, o médico pode receitar laxantes leves.

Essas alterações podem levar a hemorroidas, que são varizes no ânus. Os sintomas de irritação das hemorroidas podem ser aliviados com cremes e pomadas, com banhos de água fria ou morna após as evacuações e evitar o uso de papel higiênico ou toalhas umedecidas.

VONTADE FREQUENTE DE URINAR

Ir ao banheiro a toda hora é um dos desconfortos mais frequentes no início e no fim da gravidez. Pode ocorrer - principalmente no final da gravidez - perda involuntária de urina, provocada pelo aumento da pressão abdominal e geralmente desencadeada pela movimentação da cabeça do bebê. Esse sintoma desaparece somente depois do parto, mas pode ser minimizado se a mulher não ficar retendo a urina por muito tempo e fizer exercícios pélvicos com a orientação de um profissional da área.

Outros sintomas associados como odor, ardor ou urina turva podem sinalizar uma infecção urinária e a gestante deve se comunicar com seu médico.

CORRIMENTOS

Normalmente, a mulher grávida passa a ter aumento da umidade vaginal, causado por alterações do ambiente hormonal.

O volume, às vezes muito abundante no final da gravidez, pode até dar a impressão de rotura da bolsa das águas ou de perda urinária involuntária; a distinção, muitas vezes, é difícil e pode ser necessário comunicar-se com seu médico. Quando, no entanto, esse corrimento adquire odor ou a mulher apresentar irritação local, pode ser alguma infecção que merece tratamento.

MAMAS INCHADAS

As gestantes geralmente sentem dor pelo aumento do volume mamário, sinal de que elas estão sendo preparadas para alimentar o bebê. As veias superficiais tornam-se mais evidentes; o mamilo fica maior e mais saliente; a aréola escurece e fica com maior quantidade de glândulas sebáceas, às vezes assumindo o aspecto de pequenos nódulos ou bulbos embaixo da pele. A partir do quinto mês de gestação, é possível observar a saída de algumas gotas de colostro pelos mamilos, que fica, no entanto, inibido até o nascimento.

CÃIBRAS

Não se sabe ao certo, mas algumas possíveis causas são deficiências nutricionais de potássio, cálcio ou magnésio, ou acúmulo de ácido láctico no músculo. Na maior parte das vezes, as cãibras são passageiras ou leves e podem melhorar ou até mesmo ser evitadas com massagem local, exercícios de alongamento, calor local, uso de meias elásticas e modificações na dieta, conforme indicação médica.

VARIZES E PERNAS INCHADAS

A sensação de inchaço acompanha a mulher desde o início da gestação, semelhante às sensações pré-menstruais. É geralmente mais intenso nas pernas e pés, mas pode se manifestar, de forma leve, em todo o corpo. Aumentar o consumo de água, não exagerar na quantidade de sal ingerido e procurar elevar os pés são atitudes que podem melhor os sintomas desagradáveis. O inchaço intenso, rápido e generalizado pode ser causado algum outro problema e, nesse caso, a gestante deve entrar em contato com o médico.

O QUE É?

Varizes são uma dilatação das veias causada pelo aumento da pressão dentro do vaso sanguíneo; em geral manifestam-se na parte mais baixa das pernas.

Evitar períodos prolongados na posição em pé ou sentada - ou seja, estimular a circulação com caminhadas, mesmo que pequenas - e sentar com as pernas elevadas são medidas que ajudam a prevenir o agravamento do problema. O médico poderá também recomendar o uso de meias elásticas durante a gestação e até drenagem linfática com especialista.

Vermelhidão, aumento do calor, inchaço maior de uma perna em relação à outra ou dor forte podem ser sinais de alerta para trombose, e o médico deve ser procurado.

ASSISTÊNCIA AO PRÉ-NATAL

Eduardo Felix Martins Santana / Romulo Negrini

A assistência adequada ao pré-natal tem íntima relação com os índices de morbimortalidade materna e perinatal. Considerando-se que a grande maioria dos casos de óbito materno tem em sua origem fatores evitáveis, a construção de um acompanhamento integral e metodológico do ciclo da gravidez é fundamental.

SAIBA MAIS

A Organização Mundial de Saúde (OMS) e a Federação Brasileira das Associações de Ginecologia e Obstetrícia (FEBRASGO) estabelecem que o número mínimo de consultas no pré-natal deve ser, no baixo risco, de seis. Embora este número pareça pequeno, ainda não se atinge este objetivo em grande parte do Brasil. Esta determinação está baseada na importância da detecção, do acompanhamento e tratamento de diversas condições que elevam a mortalidade materna e/ou fetal.

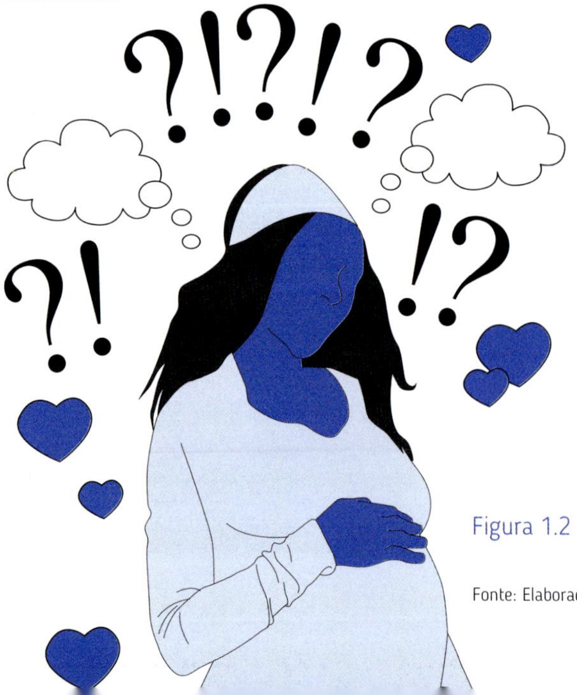

Os casos de alto risco deverão sempre ser encaminhados aos serviços especializados para execução de melhor assistência.

O ideal é que toda mulher com desejo de engravidar realize consulta pré-concepcional; esta visita ao obstetra tem como objetivo a realização de uma história detalhada, busca dos riscos associados a doenças crônicas preexistentes, aconselhamento direcionado à idade materna, detalhamento do passado obstétrico, continuidade (ou não) de medicações em uso e prescrição de ácido fólico.

Figura 1.2 | **Dúvidas e questões que devem ser colocadas nas consultas de pré-natal.**

Fonte: Elaborada pela autoria.

A suplementação de ácido fólico é importante porque o tubo neural fecha entre a 3ª e a 4ª semana de gestação e, ao se diagnosticar a gravidez com atraso menstrual de mais de 4 semanas, o defeito do tubo neural já se encontra instalado. O ácido fólico deve ser administrado de 2 a 3 meses antes da concepção até o final do 1º trimestre da gestação, na dose de 0,4 mg para pacientes de baixo risco e 4 mg naquelas de alto risco (histórico de gestação anterior com defeito aberto do tubo neural). O ácido fólico previne cerca de 70% das ocorrências de mielomeningocele, encefalocele, anencefalia etc. No Brasil, a suplementação do ácido fólico nos alimentos ainda é precária.

A ROTINA DO PRÉ-NATAL

A periodicidade das consultas é importante; no baixo risco preconizam-se consultas mensais até a 28ª semana, quinzenais entre 28 e 36 semanas e, após, semanais até o parto, sendo que o acompanhamento na rotina só será encerrado quando realizado o parto; é evidente que, no alto risco, este número pode ser variável, a depender da complexidade das patologias envolvidas. Nestas consultas, são realizados a anamnese e exame físico minuciosos, as intercorrências nutricionais, clínicas, ginecológicas, obstétricas pregressas e atuais, bem como desejo e aceitação da gravidez.

Avaliam-se em cada retorno o ganho ponderal, medida da pressão arterial e presença de edema em face e membros. Do ponto de vista fetal, realizam-se a palpação obstétrica, medida da altura uterina e a determinação da frequência cardíaca do feto.

IMPORTANTE

Devem ser esclarecidas as peculiaridades de cada fase da gravidez em que a paciente se encontra, com detalhamento de queixas e identificação de condições que envolvam a atuação multiprofissional, como psicoterapia, avaliação nutricional, entre outros.

Na primeira consulta de pré-natal, em pacientes com dúvida frente ao diagnóstico, solicita-se a fração beta do hormônio gonadotrófico coriônico (β-hCG), sendo evidente que a qualidade dos testes urinários vendidos em farmácias evoluiu muito nos últimos anos; entretanto a confirmação sorológica é importante na versão quantitativa.

O Colégio Americano de Obstetrícia e Ginecologia (ACOG) afirma que apenas com valores de β-hCG entre 1.500 e 2.000 mU/mL é possível a identificação da imagem do saco gestacional na ultrassonografia transvaginal. Em gestações com boa evolução, este marcador deve aumentar entre 35 e 66% a cada 2 dias. Portanto, a realização da ultrassonografia não deve ser imediata frente ao diagnóstico gestacional.

O 1º trimestre reúne uma série de exames cuja realização é recomendada com evidências científicas. A colpocitologia oncótica cérvico-vaginal (Papanicolaou) deve ser feita em todas as gestantes logo no início do pré-natal. O hemograma permite a identificação de anemias, infecções ou distúrbios plaquetários. Sabe-se que, em virtude da hemodiluição gravídica, os níveis de hemoglobina são considerados normais a partir de 11 g/dL.

Em razão da frequência das anemias por deficiência de ferro, a dosagem de ferro sérico, ferritina e saturação de transferrina pode ser necessária para a avaliação da necessidade de sua suplementação. A anemia megaloblástica também é frequente na gravidez, e a deficiência de ácido fólico e de vitamina B12 pode estar presente.

A determinação da tipagem sanguínea e do fator Rh é fundamental para a categorização das pacientes frente ao risco de aloimunização Rh que, quando negativo, torna imperativo o conhecimento da tipagem do cônjuge; em se tratando de parceiro Rh positivo ou desconhecido, realiza-se o teste de Coombs indireto, para conhecimento de sua positividade (ou não) e titulação.

Nas pacientes não sensibilizadas, repete-se mensalmente este exame até a 28ª semana, quando será ministrada a profilaxia com imunoglobulina anti-D, as que já estiverem sensibilizadas serão encaminhadas para serviço de acompanhamento de alto risco. A profilaxia deve ser executada de forma imediata nos casos de sangramentos de 1º, 2º e 3º trimestres, em procedimentos invasivos em medicina fetal e traumas abdominais.

Devem ser feitos também:

- dosagem dos hormônios tireoidianos (TSH e T4 livre);
- glicemia de jejum;
- urina tipo I com urocultura (são elevados os casos de infecção urinária na gestação com rápida evolução para pielonefrite);
- exame parasitológico de fezes.

DICA

O teste de tolerância oral à glicose 75 g deverá ser programado entre 24 e 28 semanas de gravidez. As sorologias são muito importantes nesta fase: para o HIV, sífilis (VDRL), hepatites B e C – se forem negativas, repete-se a coleta no 3º trimestre.

Embora o Ministério da Saúde não recomende o rastreamento da rubéola (IgM e IgG) na gestação, este deve ser realizado. Em pacientes imunizadas, não há necessidade de investigação adicional. Naquelas não imunes, devem-se realizar aconselhamento dos riscos e recomendação da vacinação no puerpério.

Embora controversos, os serviços universitários mais destacados do país recomendam as sorologias de toxoplasmose e citomegalovírus (CMV) no pré-natal. Quando a IgM for positiva para toxoplasmose, significa infecção nos dois últimos anos, o exame da avidez da IgG pode auxiliar no diagnóstico (quando baixa, indica infecção recente e, quando alta, está na fase crônica da doença). Um questionamento referente à sorologia de CMV refere-se a não ter tratamento para a infecção aguda (nem mesmo a imunoglobulina foi efetiva).

DICA

Pacientes com risco de pré-eclâmpsia, transplantadas renais, entre outras, podem ser beneficiadas pela coleta obrigatória da função renal e proteinúria no 1º trimestre, tanto para avaliação inicial como para análise comparativa.

A cultura para o estreptococo do grupo B deve ser feita em "swab" anal e vaginal, para todas as pacientes, entre 35 e 37 semanas. Recomenda-se também a cultura nos casos de rotura prematura de membranas há mais de 18 horas, presença da bactéria na urocultura materna, histórico em gestação anterior de infecção neonatal, estado febril materno e trabalho de parto prematuro. A importância deste exame reside no fato de que o estreptococo do grupo B é o maior responsável pelo óbito neonatal precoce por sepse.

A ultrassonografia obstétrica é fundamental no pré-natal (informações mais detalhadas no texto a seguir Ultrassonografia na Gestação).

VACINAÇÃO

O Ministério da Saúde preconiza a imunização da gestante para o tétano, com a aplicação da vacina dupla adulto (dT), ou toxoide tetânico, na sua falta. Recentemente agregou-se ao calendário vacinal da gestação a vacina dTpa (tríplice acelular), que protege contra a coqueluche, tétano e difteria e deve ser ministrada a partir da 20ª semana de gravidez. Neste caso, os anticorpos atravessam a barreira placentária e protegem também o nascituro nas primeiras semanas de vida.

Em razão da baixa imunidade gestacional, recomenda-se também a vacinação para o vírus da influenza, uma vez que as complicações da gripe são mais frequentes e de maior gravidade neste grupo.

DICA

Em grávidas não imunes ao vírus da hepatite B, recomenda-se a vacinação ainda no período pré-natal.

ULTRASSONOGRAFIA NA GESTAÇÃO

Rita de Cassia Sanchez e Oliveira

Após o teste de gravidez positivo, a ultrassonografia é o exame mais esperado. É por meio dele que a gestante e o marido entrarão em contato com o bebê, verão e ouvirão os batimentos cardíacos, podem ter a revelação do sexo do bebê, saberão o peso e altura estimados e muitas vezes é possível ver sua face, seja no exame bidimensional, seja no tridimensional.

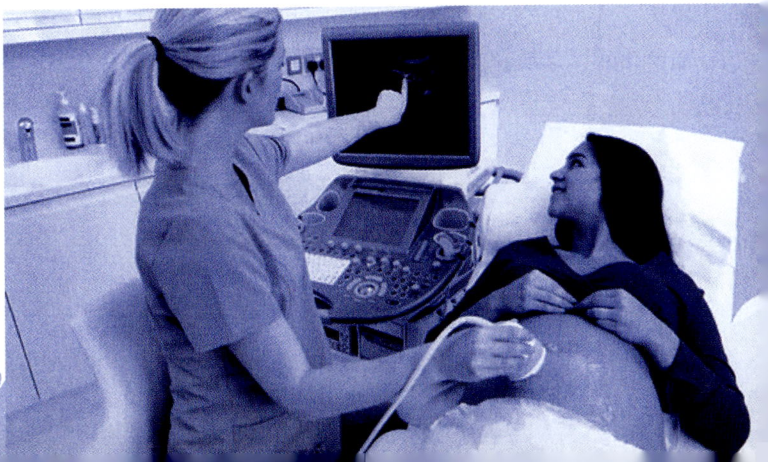

Figura 1.3 | **Ultrassonografia obstétrica.**

Fonte: Arquivo da autoria.

Desde a década de 1970, dispomos da ultrassonografia obstétrica. Por ser considerada o método de diagnóstico que oferece menor risco ao paciente e ao feto, é muito utilizada na gestação. A avaliação ultrassonográfica pode ser realizada no feto, na placenta, na quantidade de líquido amniótico e no colo uterino. A circulação intraútero e materna (fluxo das artérias umbilicais, fetais e uterinas) também pode ser estudada, por intermédio do exame chamado dopplerfluxometria ou doplervelocimetria.

Há basicamente duas técnicas usadas na gestação: o exame por via abdominal; e o exame e por via transvaginal. Os dois podem ser realizados em qualquer época na gestação e terão indicações específicas.

O **exame por via abdominal** é o mais comum, em que se utiliza um gel à base de água para servir de contato, evitando-se que haja ar entre a pele e o transdutor, para boa qualidade da imagem.

O **exame via transvaginal ou endovaginal** utiliza um transdutor fino, protegido por protetor semelhante a preservativo. A técnica é introduzir o transdutor na vagina, perto do colo uterino, sem encostar nele. Isto não causa nenhum incômodo ao bebê, nem deve causar dor à mãe. A necessidade de bexiga cheia ou vazia varia de exame para exame. A resolução da imagem é melhor por via vaginal; portanto, no início da gestação, até as 12 semanas, será mais indicado.

O ultrassonografista poderá fazer algumas perguntas clínicas, como a data da última menstruação, se foi realizado exame de sangue para diagnosticar a gravidez, qual o nível, e até se houve sangramento ou não. Todas as informações clínicas ajudam a diagnosticar a causa dos sangramentos, determinar a idade da gestação; e os exames anteriores para comparação ajudam no raciocínio se o feto está crescendo adequadamente.

PERIODICIDADE E TIPOS DE ULTRASSONOGRAFIA NA GESTAÇÃO

Existem pequenas variações quanto ao número de exames recomendados, conforme o caso em questão: se estamos frente a uma gestação de risco habitual ou de alto risco.

O primeiro exame deve ser feito idealmente entre a 6ª e a 8ª semanas. O objetivo é observar se a gestação é tópica (se está dentro do útero), o número de sacos gestacionais e embriões (se é gestação única ou múltipla), a classificação se mono ou dicoriônica (gêmeos uni ou bivitelinos), os batimentos cardíacos e a idade gestacional.

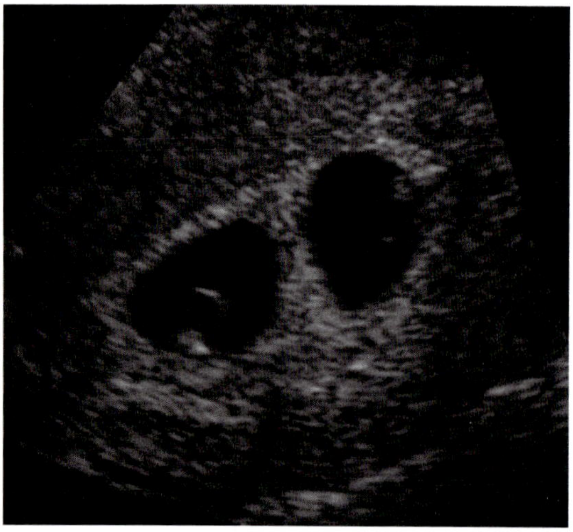

Figura 1.4 | **Gestação gemelar, dicoriônica.**

Fonte: Arquivo da autoria.

É comum se observar mais do que um saco gestacional em primeiro exame, de tamanhos variados e nem todos se desenvolverem adequadamente, havendo a certeza de quantos são apenas quando se completou a embriogênese (formação total do embrião), em torno de 12 semanas. Quando ocorre a parada de desenvolvimento de um saco gestacional, chamamos de "vanishing twin". Em geral, a gestação segue adiante sem intercorrências, não devendo a gestante se preocupar com esse tipo de diagnóstico. A descrição de sacos gestacionais que talvez não se desenvolvam é importante, pois pode justificar casos de sangramentos iniciais.

Em torno da 5ª semana, é possível se visualizar bem o saco gestacional, mas ainda é cedo para se visualizar o embrião, que geralmente aparecerá na 6ª semana, e, alguns dias depois, apresentará batimentos cardíacos. Estes batimentos inicialmente serão apenas visíveis e, em torno da 7ª semana, já serão audíveis ao doppler. As medidas realizadas são dos diâmetros do saco gestacional, da vesícula vitelínica e do embrião, no seu comprimento cabeça-nádegas. É observada a área onde se desenvolverá a placenta, que nesta idade gestacional ainda se chama "trofoblasto".

Nesta fase inicial, a via transvaginal é a mais indicada, com imagem mais apurada para a visualização do embrião, além de permitir o estudo dos ovários e anexos, detectando-se eventuais complicações associadas ou não à gestação, por exemplo, uma gravidez nas trompas.

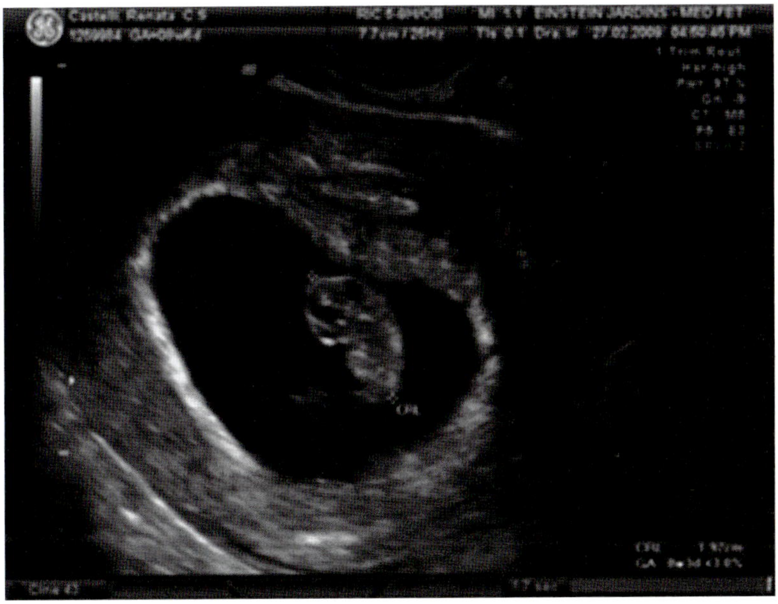

Figura 1.5 | **Ultrassonografia na 8ª semana. Embrião mede 19 mm.**

Fonte: Arquivo da autoria.

ULTRASSONOGRAFIA MORFOLÓGICA DE 1º TRIMESTRE

O exame seguinte normalmente é indicado entre a 12ª e a 14ª semanas, época em que a embriogênese (formação dos órgãos do embrião) está completa, e o embrião está se tornando um feto. É a fase na qual se consegue reconhecer a anatomia do feto e estudá-la. A calota craniana, membros, órbitas, tórax e abdome já são possíveis de se estudar. A genitália é a última a se formar na embriogênese, levando a dúvidas nesta idade gestacional, sendo adequadamente visualizada a partir de 16 semanas.

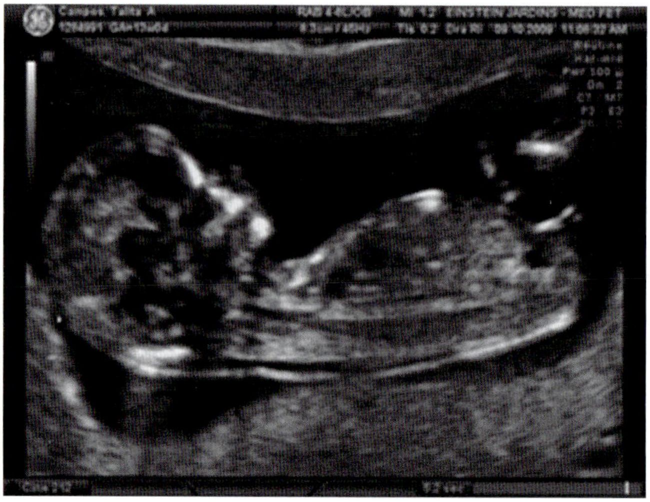

Figura 1.6 | **Feto de 12 semanas.**

Fonte: Arquivo da autoria.

Há vários sinais observados na ultrassonografia de 1º trimestre (marcadores) que são um rastreamento de alterações cromossômicas. A mais comum dessas alterações é a síndrome de Down. Outras síndromes mais graves e letais geralmente serão de fácil reconhecimento à ultrassonografia, pois sempre apresentam malformações maiores.

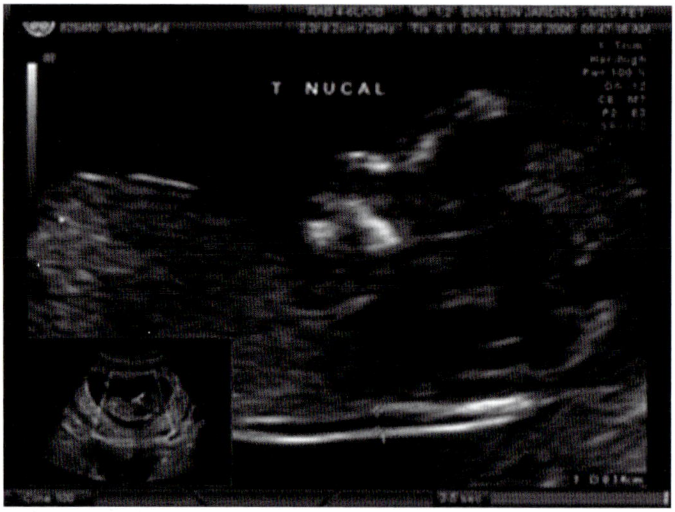

Figura 1.7 | **Translucência nucal na Ultrassonografia Morfológica no 1º Trimestre.**

Fonte: Arquivo da autoria.

Os sinais mais estudados para se detectar as síndromes cromossômicas são a translucência nucal e a presença ou ausência do osso nasal. A translucência nucal é a medida de um espaço translúcido na nuca do feto, que mesmo nos casos alterados irá reabsorver e sumir após a 14ª semana. Os estudos são realizados fazendo-se observações em recém-nascidos e procurando-se estes sinais na ultrassonografia fetal. Observa-se que o osso nasal está ausente ou é muito hipoplásico em 90% dos recém-nascidos com síndrome de Down. Portanto, a observação da "falta" do osso nasal é critério muito significativo para o cálculo do risco de o feto ser sindrômico.

IMPORTANTE

Os sinais estudados para se detectar as síndromes cromossômicas são apenas "rastreamento" das síndromes e, quando observados e analisados no software adequado, oferecem um cálculo de risco.

A confirmação diagnóstica das síndromes cromossômicas é realizada pelos exames invasivos, que podem ser colhidos entre 12 e 14 semanas (vilo corial - biópsia de placenta) ou ainda entre 16 e 20 semanas (amniocentese). Os exames invasivos oferecem risco à gestação, pois se trata de punções na placenta ou na cavidade amniótica, podendo haver sangramentos ou perda de líquido amniótico. Por esse fato, realiza-se o exame ultrassonográfico morfológico de 1º trimestre em todas as gestantes, e submetem-se ao exame invasivo apenas aquelas que apresentam alto risco para as síndromes.

Dispõem-se também nos dias de hoje do exame não invasivo para detecção do DNA no sangue materno ("Non-Invasive Prenatal Test" - NIPT, em inglês). Trata-se de uma coleta de sangue materno, a partir da 9ª semana (ideal que seja confirmada pela ultrassonografia), em que existem fragmentos de DNA do embrião circulando no sangue materno, que podem ser detectados por técnicas laboratoriais avançadas. Após avaliação médica, as indicações para se coletar o NIPT seriam para aquelas gestantes que têm antecedentes de alterações ou quando o casal desejar fazer o rastreamento de síndromes mesmo que não tenha nenhum antecedente.

A análise detecta o DNA dos cromossomos 21 (síndrome (S) de Down), 18 (S. Edwards), 13 (S. Patau), X e Y (S. Turner, S. Klinefelter e determinação do sexo fetal). Vale salientar que esse exame é um **rastreamento** e que o diagnóstico definitivo deve ser confirmado pela biópsia de vilo corial ou amniocentese.

ULTRASSONOGRAFIA MORFOLÓGICA DE 2º TRIMESTRE

Após esta fase, o próximo exame obrigatório é a ultrassonografia morfológica de 2º trimestre, realizada entre a 22ª e a 24ª semanas. Nesse período, os órgãos já estão bem definidos, sendo possível diagnosticar precisamente malformações de pés, mãos, face, coluna, coração, trato urinário e diafragma. O estudo da placenta, líquido amniótico e da dopplerfluxometria das artérias umbilicais e uterinas é mandatório. Faz parte também do exame morfológico a medida do colo uterino por via vaginal, que avaliará o comprimento e as condições do orifício interno do colo. Esta é uma prevenção dos casos de parto prematuro e deve ser feita nesta fase.

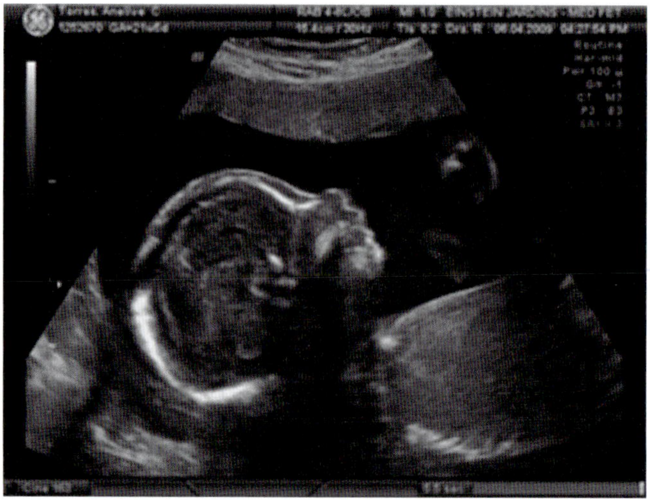

Figura 1.8 | **Perfil fetal na ultrassonografia morfológica de 2º trimestre.**

Fonte: Arquivo da autoria.

Em alguns casos, pode rastrear alterações que demandem outros exames, como a ecocardiografia fetal, em que um especialista realizará exame detalhado da anatomia do coração. A ressonância magnética também é um recurso que não tem contraindicações para a gestação e, em casos específicos, pode ser indicada.

A partir do 3º trimestre, o mais importante a ser estudado serão o peso fetal, a quantidade de líquido amniótico e a circulação entre mãe, placenta e feto, medida com o exame de dopplervelocimetria ou dopplerfluxometria. Se a gestação não é de risco, em geral mais um exame entre 30 e 34 semanas é suficiente.

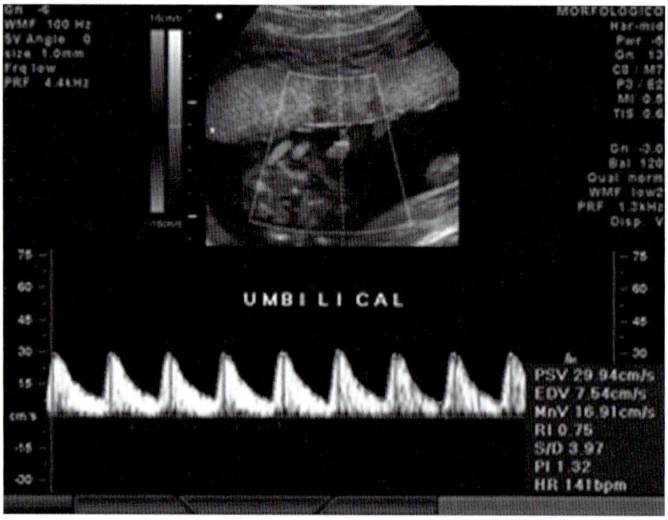

Figura 1.9 | **Dopplerfluxometria da artéria umbilical.**

Fonte: Arquivo da autoria.

DICA

No final da gestação, a ultrassonografia também é de grande ajuda para determinar a posição do bebê, se está cefálico (de cabeça para baixo) ou pélvico (sentado).

ULTRASSONOGRAFIA 3D OU TRIDIMENSIONAL

É um complemento à ultrassonografia tradicional ou 2D e pode ser realizado em qualquer fase, por via abdominal ou transvaginal. Não é necessário para a avaliação do feto, ou diagnóstico de malformações, mas permite visualizar externamente a superfície fetal, a face, os membros, a genitália, numa reconstrução tridimensional ("renderização") da imagem bidimensional. Portanto, se a imagem 2D não estiver favorável, por exemplo, se o feto estiver olhando para trás, na imagem 3D também não será possível visualizar-se a face fetal. A posição do feto é o fator principal para a imagem 3D, em seguida temos fatores como a quantidade de líquido amniótico e a idade gestacional que interferem na qualidade da imagem em 3D.

Se a idade gestacional é muito precoce (12 a 20 semanas), há boa quantidade de líquido, mas o feto ainda não possui tecido subcutâneo, desfavorecendo a qualidade da imagem. Se a idade gestacional é avançada, a partir das 34 semanas, o feto já tem peso e camada adiposa adequados, mas a quantidade de líquido amniótico em relação ao bebê é diminuída, a posição de mãos na frente da face é comum e pode prejudicar a aquisição da imagem. Portanto, a fase ideal para a ultrassonografia 3D situa-se entre 26 e 32 semanas.

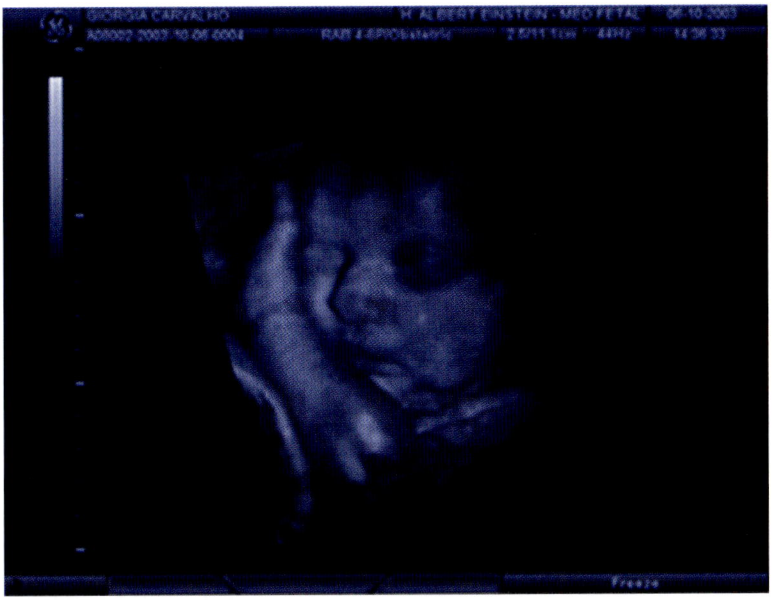

Figura 1.10 | **Feto na ultrassonografia 3D, 3º Trimestre.**

Fonte: Arquivo da autoria.

DOPPLERFLUXOMETRIA OU DOPPLERVELOCIMETRIA

É possível se acessar e medir o fluxo nos vasos uterinos maternos, permitindo que se obtenha a condição da circulação que a gestante envia à placenta. É possível ainda a avaliação do fluxo nas artérias do cordão umbilical. Esta mostra a condição da circulação placentária, ou seja, o quanto de nutrientes e oxigenação está sendo enviado ao feto. Outra artéria importante é a cerebral média, que mostra como está a distribuição da circulação fetal.

AVALIAÇÃO DA VITALIDADE FETAL

A ultrassonografia também auxilia na avaliação da oxigenação fetal. No exame chamado "perfil biofísico fetal", avaliam-se a quantidade de líquido amniótico, a movimentação fetal, o tônus fetal e a movimentação respiratória. Esses parâmetros, em conjunto com a cardiotocografia, fazem parte da avaliação.

Tanto a dopplervelocimetria como o perfil biofísico fetal são particularmente indicados nos casos de alto risco, como gestantes hipertensas, diabéticas, com alterações de tireoide, alterações hematológicas, ou ainda nos casos de restrição de crescimento do feto por alguma anomalia placentária.

ESTILO DE VIDA

Nilson Abrão Szylit / Daniel Klotzel

ALIMENTAÇÃO

A quantidade de alimentos não deve ser aumentada; a maior atenção é para a qualidade dos alimentos. Dê preferência aos alimentos frescos, evitando todos os alimentos processados. Procure manter uma alimentação balanceada, fazendo quatro ou cinco refeições diárias, com porções menores.

DICA

Aumente a ingestão de água e sucos (cuidado com as calorias!) e de fibras vegetais: procure comer quatro porções de frutas por dia e uma porção de legume cozido e salada no almoço e jantar.

Se você é vegetariana, tem hábitos alimentares que considera ruins ou se você está muito fora de seu peso ideal, é necessário o acompanhamento com nutricionista. Caso você tenha se submetido a alguma cirurgia bariátrica, será necessária uma suplementação vitamínica complementar.

Deve-se tomar cuidado com os alimentos crus pelo risco de infecções e parasitoses. Carne crua ou mal passada deve ser evitada (pelo risco de toxoplasmose), bem como ovos crus (incluindo gema mole) e embutidos que sejam somente defumados, mas não cozidos (caso de salame, copa e presunto

Parma). A toxoplasmose não é transmitida pelo peixe cru e uma possível contaminação por parasitas e bactérias é eliminada caso o produto tenha sido congelado adequadamente. Alguns orgãos internacionais recomendam que só se consuma peixe cozido.

Somente laticínios pasteurizados devem ser consumidos: deve-se tomar cuidado com queijos ditos artesanais; na dúvida, basta ler a embalagem. Queijos maturados, "embolorados", estão liberados se forem produzidos com leite pasteurizado.

Ganho de peso na gravidez

É importante saber qual era o seu Indice de Massa Corpórea (IMC) no início da gestação. O ganho de peso recomendado para as gestações únicas pode ser visualizado na Tabela 1.1 a seguir.

Tabela 1.1

IMC no início da gestação	Ganho de peso adequado
< 18.5 kg/m2 (baixo peso)	12.5 - 18.0 kg
18.5 - 24.9 kg/m2 (peso normal)	11.5 - 16.0 kg
25.0 - 29.9 kg/m2 (sobrepeso)	7.0 - 11.5 kg
> 30.0 kg/m2 (obesidade)	5.0 - 9.0 kg

Fonte: Elaborado pela autoria.

HÁBITOS GERAIS

O consumo em excesso de café e refrigerante pode aumentar o risco de abortamento e de trabalho de parto prematuro. O ideal é não tomar mais do que três xícaras de café por dia. Do mesmo modo, o consumo de refrigerantes (a maioria contém cafeína) e chás preto, mate e verde também deve ser limitado durante a gestação.

A suplementação de ácido fólico deve ocorrer pelo menos 3 meses antes e na gestação. A maioria dos médicos, no entanto, prescreve suplemento de ferro e de cálcio a partir do 2º trimestre da gravidez, muitas vezes depois de fazer uma avaliação dos hábitos alimentares da gestante. Outros suplementos poderão ser recomendados segundo necessidades especiais.

Os adoçantes artificiais não são contraindicados na gestação, mas, assim como a cafeína, devem ser consumidos com moderação.

Estudos têm demonstrado que o consumo de álcool durante a gravidez pode causar alterações no desenvolvimento dos fetos. Como não existe consenso sobre a dose segura, o consumo de bebidas alcoólicas deve ser evitado.

Não existe quantidade de fumo e maconha considerada segura durante a gestação e comprovadamente causa alterações no desenvolvimento do feto. Os recém-nascidos nascem em geral com peso menor, o que faz com que tenham maior dificuldade de controlar tanto sua temperatura corporal como os níveis de glicemia adequados durante os primeiros dias de nascimento, e apresentam maior risco de contrair infecções.

Estudos recentes comprovaram que a maconha não deve ser usada durante a gestação e que o seu consumo aumenta a taxa de parto prematuro, provoca descolamento prematuro da placenta e eleva os cuidados intensivos em recén-nascidos.

Sauna e banho de banheira são controversos, mas o ideal é evitar tomar banho de banheira de água quente, assim como permanecer dentro de uma sauna por mais de 3 minutos, pois o calor provoca vasodilatação, podendo causar a queda da pressão arterial.

Não há evidência científica de que tingir o cabelo cause problemas ou que comprove a sua segurança, mas sempre siga as orientações do seu médico.

A maioria dos cosméticos no mercado regular é de uso seguro (existem questionamentos em relação à hidroquinona e ao ácido retinóico), portanto a grávida deve seguir a orientação de seu médico. Protetor solar deve ser usado durante toda a gestação para diminuir o risco de aparecimento de manchas na pele, muito importante a proteção do rosto e repassar a cada 4 horas.

As infecções transmitidas por mosquitos como zika, chikungunya, dengue e febre amarela podem ser evitadas utilizando-se blusas de mangas longas e calças compridas, instalar telas nas janelas de casa. O repelente deve ser aplicado diariamente nas regiões descobertas do corpo e a sequência correta de uso é: cosmético, filtro solar e repelente.

Não existe qualquer restrição de atividade sexual durante uma gestação normal. Em casos de sangramento ou trabalho de parto prematuro, recomenda-se a abstinência. Como norma, é possível dizer que a atividade sexual pode ser mantida até quando for satisfatória e gratificante, adaptando-se às posições mais confortáveis.

Muitas mulheres necessitam tomar medicamentos durante a gestação por problemas de saúde como diabetes, pressão alta e enjoos que podem começar ou piorar quando uma mulher está grávidas. Porém, nem todos os medicamentos são seguros. Até mesmo os "naturais" ou fitoterápicos, ou ainda os analgésicos, como aqueles para dor de cabeça, não devem ser utilizados em determinados períodos da gravidez. Você deve consultar seu médico para verificar a possibilidade de manutenção de um tratamento, preferencialmente já no planejamento de uma gestação.

O acompanhamento odontológico é muito importante durante a gestação. Além de todos os possíveis problemas, que devem ser prontamente tratados, a eliminação de placas bacterianas é muito importante, já que ela pode causar problemas de crescimento do bebê e possivelmente aumenta o risco de parto prematuro.

A radiografia odontológica e os anestésicos locais podem e devem ser utilizado com toda a segurança sempre que necessários.

Dependendo do tipo de trabalho, a gestante percebe, durante a evolução da gravidez, que sua capacidade de concentração e seu rendimento vão caindo. O último mês é, seguramente, crucial, sendo o momento de se pensar em iniciar a licença maternidade (aliás, a legislação diz que a licença deve se iniciar 1 mês antes da data do parto).

IMPORTANTE

Muitas mulheres prolongam o trabalho até próximo da data provável do parto, pensando na licença maternidade, mas esta prática não é recomendada, até mesmo pelos riscos de acidentes no trajeto para o trabalho.

Deve-se evitar o salto alto na gestação, pois os ligamentos das articulações estão mais frouxos e o há risco de uma torção de tornozelo.

VIAJAR DURANTE A GESTAÇÃO

A gestante pode e deve viajar, aproveitando seus momentos de lazer, principalmente no 2º trimestre da gravidez. Apesar de não existirem contraindicação para viajar em qualquer época da gestação, no 1º pode haver restrição por algum sangramento. Por sua vez, viajar durante o 3º trimestre exige cautela e recomenda-se evitar viagens longas a partir da 28ª semana. Porém, o médico poderá aconselhar melhor levando em conta o período da gestação e a saúde da paciente.

Viagem de avião

As viagens aéreas são seguras até 36 semanas de gestação; não representam um risco em si, já que o ambiente de pressurização e despressurização da cabine e as acelerações e desacelerações são muito bem tolerados pela gestante e pelo bebê. No voo, não há aumento da chance de rotura prematura da bolsa ou de descolamento prematuro de placenta e os níveis de radiação durante a viagem aérea não causam efeitos ao feto.

As principais restrições são: gestação de alto risco (que pode apresentar complicações durante o voo), dores ou sangramento antes do embarque, viagens longas se a gestação é múltipla, incompetência istmocervical, atividade uterina aumentada ou antecedente de parto prematuro.

As regulamentações de viagens de avião para gestantes são determinadas pelas próprias companhias aéreas, e os limites de idade gestacional e outras restrições estão disponíveis para consulta nas suas páginas na internet.

IMPORTANTE

O tempo de gestação é o considerado na data de embarque e não o da data de reserva ou de compra da passagem.

A maioria das companhias aéreas pede atestado médico a partir da 28ª semana (gestação única) e a partir da 26ª ou 28ª semana (gestação múltipla), a partir da 32ª semana é exigido o preenchimento de um formulário específico fornecido pelas companhias aéreas (MEDIF), que deve ser enviado com antecedência mínima de 72 horas do horário previsto de partida do voo. A partir da 38ª semana, o embarque é permitido apenas em casos de extrema necessidade com acompanhamento médico.

As principais recomendações são:

- **Antes do voo:** consultar as regras de transporte da companhia aérea, realizar consulta médica, evitar dieta produtora de gases pelo menos 2 dias antes.
- **Durante o voo:** usar roupas largas e confortáveis, manter o cinto afivelado e posicionado sobre a pelve (logo abaixo da barriga) durante toda a viagem, hidratar-se bem, caminhar pelo corredor do avião a cada 3 horas, fazer exercícios leves com as pernas a cada hora e usar meias elásticas.
- Não há restrições no pós-parto imediato ou tardio para a mãe.

O uso de meia elástica durante a gravidez ajuda a prevenir o aparecimento de varizes e também de trombose. Em vista desse fato, é recomendável sua utilização, modelo de média compressão, durante as viagens. As meias ¾ proporcionam boa proteção e são mais confortáveis do que as meias-calças.

Viagem de carro

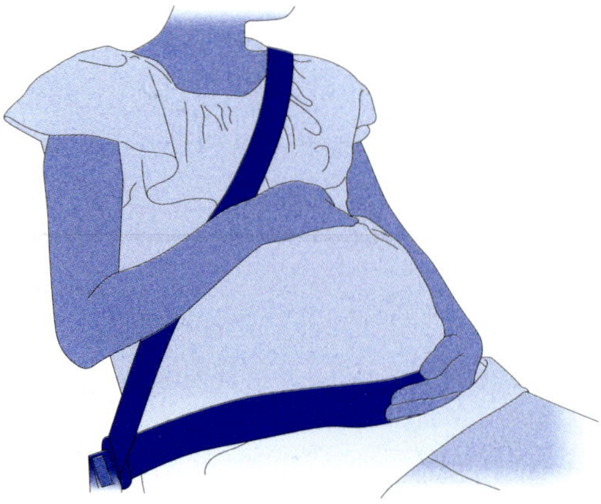

Figura 1.11 | **Gestante no carro usando cinto de segurança de 3 pontos.**
Fonte: Elaborado pela autoria.

Em caso de viagem de carro, fazer paradas frequentes para ir ao banheiro, ao mesmo tempo em que, caminhando um pouco, ajuda a diminuir o inchaço dos pés e relaxa a musculatura das costas.

Não existe nenhuma lei que impeça que a mulher grávida dirija; no mundo real, onde as mulheres trabalham e têm a sua própria independência, muitas delas precisam dirigir, mas se a gestante puder evitar – utilizando outros meios de transporte (público ou particular – carona com colegas, serviços de motorista particular como táxi, Uber, 99 e Cabify) – e, preferencialmente, no banco traseiro dos veículos, estará menos sujeita a estresse e fortes impactos.

Caso a gestação não seja de risco e não exista nenhuma restrição médica, você pode dirigir até 34 semanas de gestação (aproximadamente, 8 meses). O último mês deve ser mais tranquilo e não se recomenda que a gestante fique ao volante, por poder sentir mais vontade de urinar e cólicas.

Andar de carro e dirigir são as únicas atividades perigosas que a gestante pode se permitir, devendo ter sempre em mente que um bebê está no carro, no banco dianteiro e muito próximo do volante.

É fundamental que se sinta confortável, que tome cuidado redobrado e não dirija se estiver com alteração de pressão, inchada, em jejum, sentindo calor ou frio e tomando alguma medicação que possa interferir na atenção; se puder ter um "copiloto", poderá ajudar num momento de emergência, pegar o volante e parar o carro no primeiro acostamento. Se sentir algum desconforto - contrações, queda de pressão, tontura etc. -, deve parar o carro em um lugar seguro e pedir ajuda.

O banco do carro precisa estar a uma distância confortável (sem que os braços fiquem esticados ou fique difícil de alcançar os pedais), recomenda-se deixar uma distância de 15 centímetros entre o volante e a barriga.

A posição do banco também deve estar confortável, quanto mais reto estiver o encosto, melhor; mas se sentir dor nas costas, esta pode ser amenizada com uma almofada apoiada na região e usar calçado confortável; porém, se os pés estiverem inchados, deve dirigir descalça.

Não existe consenso sobre quanto tempo é necessário esperar para voltar a dirigir depois do parto, mas, em geral, senão houver nenhuma restrição, 15 a 20 dias se o parto foi normal e 30 dias se foi cesárea.

O cinto de segurança de três pontos deve ser usado por todas as gestantes em todas as viagens, sejam curtas ou longas, tanto no banco traseiro como no dianteiro, que deve estar posicionado e ajustado da maneira correta, isto é, bem ajustado ao corpo, sem folgas. Usar o cinto de segurança confere proteção na imensa maioria das situações. Certifique-se de que a faixa transversal passe por cima do ombro, no meio da clavícula, entre as mamas e pela região lateral do útero, a faixa subabdominal deve estar o mais baixo possível, apoiada nas saliências ósseas do quadril (bem abaixo da parte inferior da barriga). Está comprovado que em caso de acidente de carro, grávidas que usam o cinto de segurança não têm risco significativamente maior de efeitos adversos fetais.

Em veículos dotados de *airbag*, o cinto de segurança deve ser utilizado apropriadamente e o banco deve ser colocado o máximo possível para trás, até o limite que permita o perfeito contato com o volante e com os pedais, quando a gestante estiver na direção do veículo.

SAIBA MAIS

Nos QRCODES a seguir, você terá acesso a mais informações sobre estilo de vida durante a gestação:

ATIVIDADE FÍSICA NA GRAVIDEZ

Eduardo Zlotnik

Todas as pessoas devem ser estimuladas a praticar atividade física e aproveitar seus benefícios. Sair da situação de sedentarismo para um nível de atividade moderado já reduz em 60% seu risco cardiovascular.

Para a mulher, a atividade física regular é garantia da manutenção da saúde como um todo, englobando também o peso ideal, a disposição, a circulação, entre outros benefícios importantes para a mulher que trabalha, cuida da casa e é a base e referência da família e amigos.

Na gravidez, a mulher deve continuar com sua atividade física, porém os preconceitos e as crenças populares e até a desinformação podem atrapalhar quem busca este benefício. Os benefícios e objetivos da prática de atividade física em gestantes estão bem documentados e, da mesma forma como fora da gestação, incluem:

- Manutenção da aptidão física e da saúde;
- Melhora da consciência corporal;
- Melhor controle de peso;
- Melhor controle muscular e maior flexibilidade no parto;
- Auxílio no retorno venoso, prevenindo o aparecimento de varizes de membros inferiores;
- Recuperação no pós-parto mais rápida;
- Prevenção e redução de lombalgias;
- Fortalecimento da musculatura pélvica;
- Maior tolerância à dor;
- Diminuição do risco de recém-nascido com peso acima do normal;
- Elevação da autoestima da gestante.

DICA

Algumas mudanças que acontecem no corpo da gestante devem ser levadas em consideração ao se pensar em qual atividade física fazer.

As articulações tornam-se mais móveis com ligamentos mais flexíveis. O centro de gravidade do corpo muda para equilibrar melhor o aumento do peso, levando ao deslocamento da pelve e da coluna. O coração passa a ter trabalho extra com o aumento do volume de sangue.

A intensidade e frequência de exercícios devem ser indicadas pelo obstetra e, preferencialmente, a prática deve ser supervisionada por profissional especializado para evitar complicações, como os profissionais de educação física e/ou fisioterapeutas especializados na gestação e suas particularidades.

Não existem recomendações padronizadas de atividade física durante a gestação, pois as prescrições devem ser individuais. Mas na gestação normal, o Colégio Americano de Obstetras e Ginecologistas recomenda que a atividade física na gestação seja de intensidade regular e moderada, com o programa voltado para o período gestacional em que a mulher se encontra, levando em consideração a experiência em praticar exercícios físicos e o quadro clínico. De preferência, pelo menos 30 minutos ao dia.

Alguns exercícios mais comumente recomendados são o treinamento funcional ioga, as várias formas de fisioterapia, caminhadas e musculação orientada. Alguns métodos novos supervisionados como "spinning babies" devem ser avaliados. Sempre se deve dar atenção a exercícios para o assoalho pélvico, cujo fortalecimento previne a incontinência urinária.

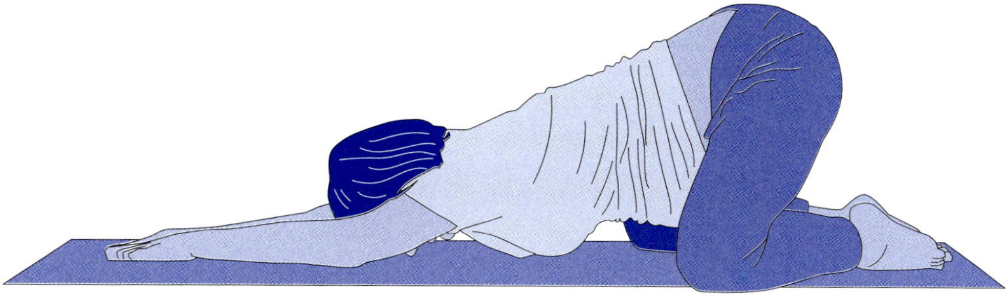

Figura 1.12 | **Yoga para gestantes.**
Fonte: Elaborado pela autoria.

Sempre que possível, combinar atividades. Na preparação para a atividade, a gestante deve estar alimentada e hidratada, incluir o aquecimento, alongamento e dar atenção ao equilíbrio. Interromper a atividade quando sentir cansaço, tontura, falta de ar ou dor, respeitando o novo limite do seu corpo.

As atletas de competição também devem adequar sua rotina de treinos, pois não será um período para superação de metas. Ao término da atividade, devem diminuir a carga e observar a volta ao ritmo normal.

Devem-se evitar atividades competitivas, o levantamento de peso (devido à postura e à instabilidade das articulações), exercícios com movimentos repentinos ou de saltos como esqui, jogos com raquetes, exercícios ou esportes de contato, como qualquer jogo com bolas que possam causar trauma abdominal, artes marciais, além da prática de mergulho em virtude da descompressão.

Não existe contraindicação de atividade física no 1º trimestre e nem esta é a causa de abortamento. Porém, quando se tem sangramentos, recomenda-se diminuir ou parar a atividade física para não piorar eventual descolamento de placenta. Assim, mesmo não sendo a causa destes problemas, e sabendo que cerca de 90% das gestantes não apresentarão sangramento, muitos profissionais poderão orientar a suspensão de atividade física.

São contraindicações clínicas para a prática de exercícios físicos, o sangramento uterino de qualquer causa, a placentação baixa, o trabalho de parto pré-termo, o retardo de crescimento intrauterino, os sinais de insuficiência placentária, a rotura prematura de membranas, incompetência istmocervical, as condições clínicas como anemia, arritmia cardíaca materna, bronquite crônica, doença cardíaca com alterações hemodinâmicas significativas e a doença pulmonar restritiva, assim como o diabetes *mellitus*, o hipotireoidismo e a hipertensão não controlados.

A presença de náuseas, sonolência e desconforto pode sugerir que o tipo, intensidade, duração e frequência da atividade física para a gestante devam ser modificados, sem que seja necessário interrompê-la.

Após o parto, com a liberação do seu médico, retorne às atividades o mais breve possível. Isto ajuda a volta do peso pré-gestacional e a manutenção do bom humor.

A ESCOLHA DA MATERNIDADE

Eduardo Cordioli / Mariano Tamura Vieira Gomes

A escolha do local do nascimento do seu filho é muito importante, pois envolve todo um planejamento sobre logística de transporte, comunicação para amigos e familiares e principalmente a disponibilidade do obstetra em atender você no local desejado. É imprescindível que durante o pré-natal o obstetra informe as opções de hospital em que ele atua e você diga qual prefere.

Se o seu obstetra apresentou mais de uma opção de maternidade para você escolher, você pode se basear em alguns pilares para a tomada de decisão. São eles: segurança, humanização, tecnologia e conforto.

SEGURANÇA

Sem dúvida este é o item mais importante a ser observado. A segurança pode ser dividida em dois quesitos, o patrimonial e o assistencial.

SEGURANÇA PATRIMONIAL

A entrada e saída de todas as pessoas em um ambiente hospitalar devem ser controladas; por isso é importante verificar se todos os visitantes são identificados na recepção e somente após a autorização dos pais são autorizados a entrar. Toda a movimentação de recém-nascidos deve ser rigorosamente monitorada.

Existem sistemas eletrônicos que conferem a pulseira do bebê com a pulseira da mãe de tal forma que é possível saber em tempo real onde está cada bebê. Existem também dispositivos que, colocados com o bebê, alarmam automaticamente caso ele atravesse barreiras (portas e acessos) sem estar com a mãe ao lado.

SEGURANÇA ASSISTENCIAL

É o principal item a ser questionado em sua visita às maternidades cogitadas. A maternidade segura deve constar com equipe multiprofissional de plantão 24 horas por dia, no mínimo formada por obstetra, neonatologista e anestesista, com pronto-atendimento clínico e obstétrico disponível o tempo inteiro.

Contar com outros especialistas disponíveis para uma emergência é muito importante, como um clínico, um cirurgião geral, médico intensivista e um ultrassonografista.

A estrutura deve estar pronta para um atendimento de alta complexidade, contando com UTI adulto e UTI neonatal. Também ter um setor de Medicina Fetal é imprescindível, além de banco de sangue 24 horas por dia, assim como laboratório clínico e um setor de Medicina de Imagem com tomografia computadorizada, ressonância magnética e outros.

Se o local de nascimento não contar com um destes equipamentos e na eventualidade de uma emergência forem necessários, uma transferência hospitalar no meio da internação pode ser requisitada pelo seu médico, o que, sem dúvida, é muito desconfortável e pode atrasar uma intervenção clínica.

É muito importante certificar-se da qualidade, e para isto existem órgãos internacionais e nacionais que emitem certificados. Procure saber quais certificados de qualidade cada maternidade possui, tendo em mente que os certificados internacionais são mais difíceis de serem conquistados, pois o centro avaliado está sendo comparado aos padrões mais rigorosos de hospitais, principalmente da América do Norte.

HUMANIZAÇÃO

O uso da tecnologia e a evolução da medicina trouxeram ao longo do tempo um pouco de perda desta característica do cuidado em saúde, que é o contato humano, porém grandes avanços foram feitos, como a redução da mortalidade materna e neonatal, sendo muito contestado o nascimento em locais que não sejam o ambiente hospitalar, prática totalmente insegura.

DICA

Para manter a humanização em ambientes capacitados para o atendimento até de alta complexidade, é importante saber se é praticado na maternidade de sua escolha o alojamento conjunto, isto é, se a mãe pode ficar com o bebê durante toda a internação em vez de ele ter de ficar no berçário.

Mesmo em situações que necessitem de internação em UTI neonatal, verifique se há restrição de horário para você acompanhar seu bebê; o ideal é que não haja essa restrição e que a visita de familiares, embora controlada, seja permitida, até dos irmãos pequenos. A UTI neonatal deve ter um ambiente e políticas de redução de estresse em recém-nascidos.

A estrutura física da maternidade deve contar com quartos conhecidos como "Labor and Delivery Room", isto é, quartos desenhados para nascimento natural, mais espaçosos, com equipamentos que estimulem o parto normal sem a necessidade de anestesia, como banheira, bola suíça, cadeira de parto etc. e espaço para familiares acompanharem o trabalho de parto, podendo esta estrutura ser revertida rapidamente para, se necessário, realizar anestesia e procedimentos mais complexos.

Verifique também se há estímulo para amamentação na primeira hora de vida e se há um grupo de apoio à amamentação, além de lactário que possa auxiliá-la.

SAIBA MAIS

Procure conhecer o curso de preparação do parto, que deve ser feito pelo menos na primeira gestação, pois várias dúvidas comuns são sanadas. Conheça um desses cursos no QRCODE ao lado.

TECNOLOGIA

Equipamentos modernos e sofisticados auxiliam o médico e aumentam sua segurança, e existem alguns equipamentos para situações específicas que só grandes centros possuem, como ventiladores neonatais de alta frequência, incubadoras que se transformam em berço aquecido, testes rápidos para o diagnóstico de eventos clínicos, ultrassom disponível para emergência e sala de parto.

CONFORTO

O maior conforto que existe é a tranquilidade de ser bem assistida em um ambiente seguro e com todos os recursos tecnológicos à disposição, porém uma estrutura de hotelaria adequada às suas necessidades deve ser verificada na visita à maternidade antes do nascimento.

A ESCOLHA DO PEDIATRA

Romy Schmidt Brock Zacharias / Arno Norberto Warth

Um dos bens mais preciosos de nossas vidas é a saúde de nossos filhos (não é à toa que este livro tem este título!). A escolha do pediatra é importante, pois ele será o parceiro dos pais durante todo o crescimento e desenvolvimento dos filhos, auxiliando nos momentos de doenças, mas principalmente na manutenção de sua saúde.

Sugere-se que a escolha do pediatra deva ser ainda na gestação, geralmente por volta da 30ª a 34ª semana. As sugestões podem vir do obstetra, médicos da família, parentes ou amigos. Cada família deverá idealizar o perfil do pediatra que acompanhará seus filhos, combinando geralmente com o modo de vida e ideais de cada um. A lembrança do pediatra da infância de vocês pode ajudar nessa escolha.

DICA

Uma conversa com os futuros avós pode ser útil para compartilhar momentos marcantes, em que o pediatra cumpriu um importante papel.

Vocês devem procurar saber mais informações sobre o profissional, como locais onde trabalha e se é membro de alguma Sociedade de Pediatria e, se possível, avaliar seu currículo pela internet. A seguir, elaborem uma lista de nomes e marquem consulta para avaliar:

- **Consultório:** sala de espera, facilidade de estacionamento, secretária e demais funcionários, disponibilidade de agenda, a aparência do consultório, se é seguro e confortável.
- **Pediatra:** se tem o perfil desejado às suas expectativas, se é paciente, acessível a qualquer questionamento, calmo com as crianças, além de ter clareza, segurança e precisão nas explicações.

A Academia Americana de Pediatria recomenda as seguintes perguntas aos pediatras:

- Quais os horários e dias de atendimento e a facilidade ou dificuldade em agendar horários?
- Quais são os atendimentos que envolvem honorários (consulta, retorno, atendimentos por telefone, e-mail, internação hospitalar, acompanhamento durante o parto etc.)?
- Quando deverá ser marcada a primeira consulta? Normalmente entre 4 e 14 dias de vida, exceto se o neonatologista recomendar uma consulta mais precoce devido a algum problema;
- Qual a frequência das consultas subsequentes e até quando?
- Qual o tempo previsto para cada consulta e quando é o retorno?
- Como entrar em contato além destes horários, em urgências: telefone celular, mídias sociais, e se há outro médico ou médicos de cobertura (equipe)?

- Quais os hospitais em que atua ou é credenciado?
- Como é o planejamento do pediatra em relação às consultas de rotina e outras situações como distúrbios de comportamento, crianças com necessidades especiais, dificuldade escolar?

A consulta ainda durante a gravidez permite que se conheçam com tranquilidade e ajuda a esclarecer dúvidas relacionadas ao momento do parto, estadia e rotinas nos primeiros dias de vida do bebê no hospital e como proceder em casa.

DICA

Lembre-se de que o melhor pediatra é aquele que mais se identifica com vocês e com seus ideais, e irá acompanhá-los nesta nova jornada, auxiliando na condução desde dúvidas mais simples, até a doenças mais graves, deixando-os tranquilos e confiantes em relação ao desenvolvimento global de seu filho.

PREPARANDO A CHEGADA DO BEBÊ

Renata de Araújo Monteiro Yoshida / Romy Schmidt Brock Zacharias

A preparação para a chegada de um bebê é um momento de muita emoção. A expectativa da família é grande e é necessária organização para que tudo esteja pronto para esse momento especial. O objetivo é tornar a casa aconchegante e segura para receber o bebê. A seguir, listamos alguns tópicos que merecem atenção.

QUARTO DO BEBÊ

Deve ser ensolarado, arejado e sem umidade. Escolham para o quarto um piso liso e de fácil limpeza. Evitem carpetes, tapetes e cortinas, pois acumulam pó. O quarto deve proporcionar tranquilidade, com iluminação indireta e sem ruídos próximos. No entanto, não é necessário evitar as atividades habituais da casa, pois o bebê precisa se acostumar com sons rotineiros que o auxiliam a distinguir o dia e a noite.

Planejem possíveis reformas com antecedência, pois o quarto já deve estar montado próximo à data provável do nascimento do bebê. Um dia antes da sua alta hospitalar, é bom providenciar a limpeza da casa e arejar o ambiente. Na limpeza diária, devem-se evitar produtos com odores fortes. No momento de varrer ou limpar o quarto do bebê, convém retirá-lo de lá.

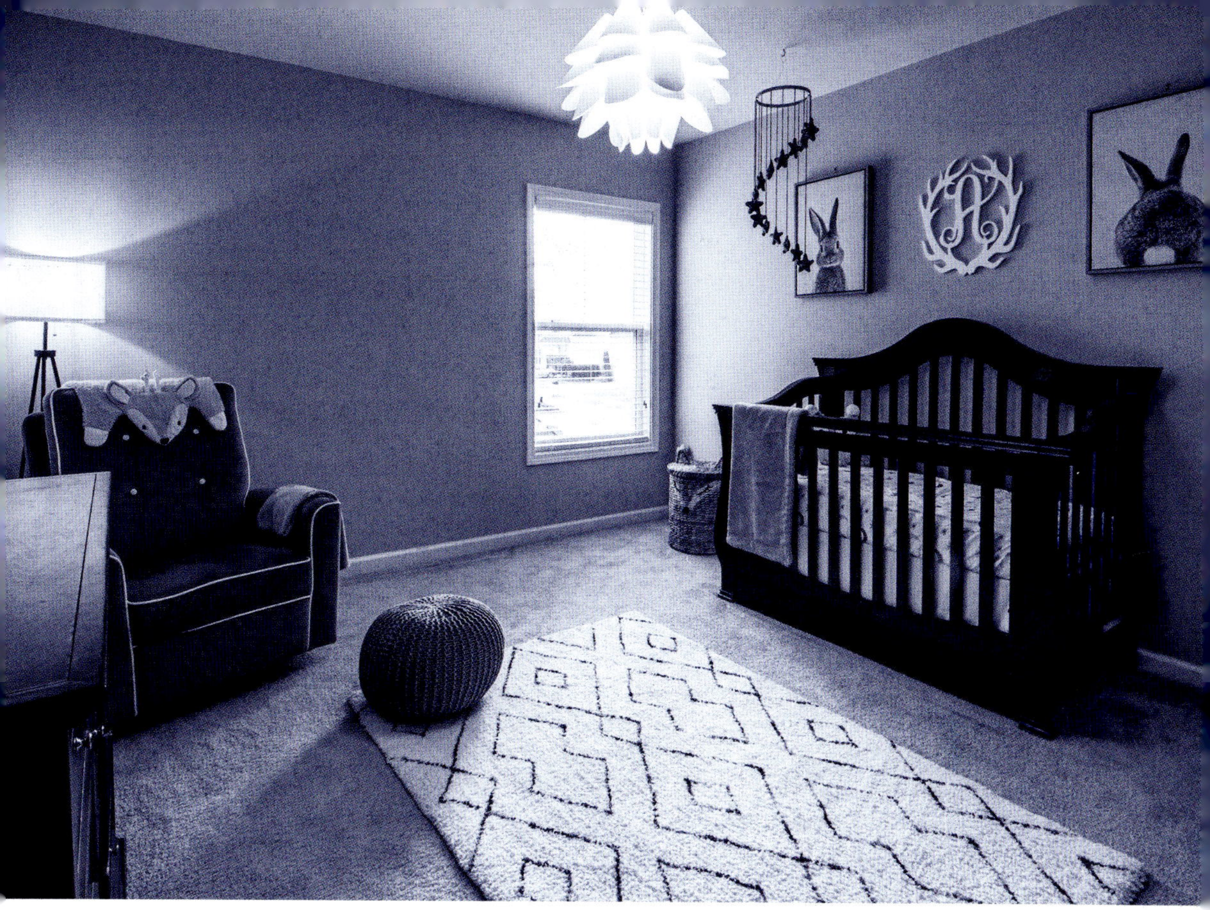

Figura 1.13 | **Quarto do bebê.**

Fonte: Curtis Adams/Pexels.

Os móveis devem ser distribuídos de forma a permitir uma boa circulação, reduzindo o risco de acidentes. O quarto deve conter berço, local para trocar fralda, poltrona para amamentar, banheira, armário ou cômoda de roupas e babá eletrônica.

O **berço** merece atenção especial. Principais quesitos: hastes das grades devem ter no máximo 6 cm de distância entre elas (se essa distância for maior, a cabeça do bebê pode ficar presa no vão), manter as grades elevadas e travadas, o estrado regulável para diferentes alturas (para que seja possível descer o conjunto estrado-colchão) e a tinta do berço deve ser atóxica e difícil de descascar (na fase de ficar em pé no berço, o bebê pode roer a grade quando surgem os primeiros dentes) (mais informações na Seção Equipamentos e Segurança).

SAIBA MAIS

A Sociedade de Pediatria de São Paulo recomenda que, durante os primeiros 6 meses de vida, o bebê durma no mesmo quarto que os pais. Isso facilita a amamentação e o cuidado com o bebê, caso ele necessite. Se não houver espaço para o berço no quarto, os pais podem colocar o bebê para dormir em um carrinho ou em um berço desmontável junto à cama do casal. Acesse o QRCODE ao lado para mais informações.

Não se recomenda que o bebê fique na cama com os pais, pelo risco de asfixia e sufocação. Após os 6 meses de idade, o bebê já está mais desenvolvido, tendo adquirido várias habilidades motoras, como o controle da cabeça, estando apto para ficar no seu próprio quarto.

Uma poltrona com apoio para os braços e, se possível, para os pés será útil no momento de amamentar. Providenciem uma almofada que deixe os braços bem apoiados para facilitar o posicionamento do bebê e diminuir as chances de dor ou fadiga muscular na mãe.

A banheira deve ter a dimensão adequada para um bebê, pode ser apoiada no chão ou em um suporte. Observem a estabilidade da base e se existe trava de segurança.

Na escolha dos brinquedos, os melhores são aqueles com cores contrastantes e que despertam a atenção e o interesse do bebê, não podem ter superfícies ásperas, bordas cortantes ou soltar peças pequenas; se o brinquedo passar por dentro do tubo de papelão de um rolo de papel higiênico é porque é muito pequeno e há risco de sufocação, caso o bebê o coloque na boca. Não deixem no berço bichos de pelúcia e brinquedos.

O ENXOVAL

A escolha do enxoval é um dos maiores prazeres enquanto se aguarda a chegada do bebê, a tendência é exagerar na quantidade de peças e os bebês crescem muito rápido e podem perder logo as primeiras roupas. O enxoval deve ser feito com antecedência, já que todas as roupas, lençóis e toalhas devem ser lavados antes do uso com sabão neutro e separadamente das demais roupas da casa. Quando for feita a primeira lavagem, recomenda-se a remoção das etiquetas que podem irritar a pele do bebê.

Sugerimos para o enxoval básico:

- 12 macacões;
- 12 pares de meia,
- 12 calças culote ou "mijão";
- 6 "bodies" de manga curta;
- 6 "bodies" de manga longa;
- 2 cobertores de berço;
- 4 mantas;
- 4 lençóis de berço;
- 4 lençóis de carrinho;
- 4 toalhas de banho macias;
- 12 fraldas de tecido ou "pano de boca".

Na escolha dos macacões e lençóis, selecionem os de tecido macio e sem rendas e laços - em geral, as rendas incomodam o bebê e as fitas se enroscam nos dedos. As roupas devem ser um pouco folgadas para permitir sua livre movimentação, roupas apertadas podem gerar desconforto e interferir no sono e nas mamadas. Evite o uso de acessórios como tiaras, presilhas, cintos e sapatos, pois são perigosos.

DICA

As "fraldas de boca" são muito práticas e apresentam várias utilidades, na hora de arrotar, o rosto do bebê deve repousar num tecido limpo, que, caso o bebê regurgite leite, pode evitar sujar quem estiver segurando-o.

As maternidades costumam oferecer os produtos de higiene do bebê, por isso não é preciso levá-los para lá. É prático manter no local de troca uma garrafa térmica com água morna e uma cesta com os produtos para facilitar as trocas de fraldas.

Itens de higiene importantes:

- Caixa de fraldas descartáveis tamanho RN;
- Creme protetor de assaduras;
- Sabonete neutro líquido;
- Pacote de algodão em bola;
- Caixa de cotonetes;
- Frasco de álcool a 70% (as maternidades costumam oferecer);
- Lixa e tesoura de ponta romba e arredondada para cortar unhas;
- Pente e escova com cerdas macias;
- Frasco de gel alcoólico.

O enxoval da maternidade deve conter quantidade de roupas para 3 dias, considerando a possibilidade de duas trocas por dia. O melhor é organizar uma mala apenas com as roupas do bebê e colocar cada conjunto em um envelope, identificando a roupa do primeiro, segundo e terceiro dias. Um detalhe: a mala deve ser preparada com antecedência.

O que levar para a maternidade:

- 6 macacões de tecido leve e macio e de acordo com a estação;
- 6 "bodies";
- 6 culotes;
- 2 mantas de linho ou lã;
- 6 pares de meia;
- 6 "fraldas de boca";
- Enfeite de porta;
- Mala do bebê.

DA MATERNIDADE PARA CASA

Se vocês têm mais filhos, é recomendável que sejam levados à maternidade, em horários permitidos pelas normas do hospital, para que possam conhecer o bebê. Os pais devem conversar com os filhos, desde o início da gestação, preparando-os para a chegada do irmão. Elogiem e reforcem as capacidades dos filhos maiores. As crianças precisam saber que são igualmente amadas e essenciais para a família, e o carinho é a melhor forma de demonstrar esse sentimento.

Como levar seu bebê para casa? Desde o primeiro passeio de automóvel, na saída da maternidade, o bebê precisa ser transportado em assento de segurança apropriado (mais informações nas Seções Equipamentos e Segurança e Acidentes de Trânsito).

Os pais devem ter os seguintes cuidados:

- instalar o assento no banco de trás do veículo com o cinto de segurança do carro, seguindo as recomendações do fabricante e antes da ida para a maternidade;
- colocar o bebê no assento e posicionar as cintas sobre os ombros - um dedo do adulto deve passar com folga entre o bebê e as faixas do cinto;
- verificar se as costas e as pernas do bebê estão bem posicionadas;
- ajustar os cintos e posicionar a fivela (clipe de retenção) sobre o tórax do bebê;
- se estiver frio, cobrir o bebê com uma manta, por cima do cinto de cinco pontos, que será colocada abaixo das linhas dos ombros (nunca cobrindo a cabeça!).

Antes de cada passeio, é recomendado verificar se o assento está fixo. O cinto de segurança do carro deve estar bem ajustado, sem folgas. Nos meses de verão, cubram as partes metálicas do assento para evitar aquecimento e risco de queimaduras. É bom ter uma fralda de pano no porta-luvas do seu carro. Rolos confeccionados de tecido macio colocados em cada lado do bebê ajudam no posicionamento e na sustentação da cabeça e do pescoço.

Alguns bebês, especialmente os prematuros e de baixo peso, podem apresentar desconforto respiratório quando posicionados nos assentos. Desta forma, é recomendado, antes da alta, um período de observação no hospital, com o bebê no assento. Se o bebê tiver algum problema de saúde ou necessitar de algum equipamento especial, é aconselhável ter um adulto ao seu lado e o equipamento necessário posicionado no piso.

Nunca se deve transportar uma criança no banco dianteiro do carro. Em caso de colisão, ela irá se chocar com o para-brisa, painel ou *airbag*.

Quando acionado, o *airbag* infla rapidamente e o seu impacto pode causar ferimentos graves na criança, em especial na cabeça. Jamais transportar o bebê ou criança no colo. No caso de uma freada brusca, a criança pode ser esmagada pelo peso do adulto ou ser lançada para fora do carro ou contra as estruturas deste. Nunca deixe seu filho sozinho no carro. Os equipamentos podem ajudar a criar um ambiente mais seguro para o seu filho, mas nunca substituem a necessidade de supervisão.

Amigos e familiares podem ser convidados a fazer visitas no hospital ou em casa, de acordo com a preferência dos pais e nos horários mais convenientes, respeitando os momentos de repouso e amamentação. Não é recomendada a visita de pessoas com gripe, resfriado, febre, diarreia ou quadros infecciosos. Não tenham receio em perguntar e esclareçam que vocês estão protegendo a saúde do seu bebê.

A fumaça e os resíduos do cigarro são tóxicos e irritantes para o sistema respiratório e colocam em risco a saúde do seu bebê. Não permitam que fumem em sua casa ou próximo ao bebê.

É recomendada a higienização das mãos antes de tocar no bebê. Uma opção é o uso de gel alcoólico, desde que as mãos não tenham sujidade aparente.

EQUIPAMENTOS E SEGURANÇA

Renata D. Waksman / Claudio Reingenheim

A segurança é da maior importância na compra de equipamentos e móveis para bebês. Mas como saber o que procurar? Como saber o que é seguro e o que não é, especialmente quando se trata do primeiro filho? Procuramos facilitar, reunindo alguns dos principais itens a serem considerados.

E ter equipamentos seguros é apenas o primeiro passo, o uso seguro também é muito importante!

Seguem algumas dicas sobre os equipamentos (em ordem alfabética):

Andadores: não são recomendados e são contraindicados! São instáveis, podem tombar, despencar de escadas, virar facilmente, suas rodas pequenas favorecem quedas, alguns modelos têm bordas cortantes ou arestas afiadas não protegidas e ajudam os bebês a alcançar coisas que normalmente não conseguem, como gavetas de cozinha, panelas no fogão, mesas e bancadas. Mesmo largos o suficiente para não passar por portas ou aberturas de escadas, que tenham freio ou rodas com freio automático, ao tombarem, a criança certamente baterá com a cabeça - ou na parede ou no chão -, podendo se ferir gravemente. Outros problemas são: causam atraso na fase de aprender a andar (as crianças devem estar no chão para se soltar e andar!), apoio artificial do quadril, apoio errado dos pés, que podem virar para trás. Considerar centros ou mesas de atividades fixas para a criança e nunca esquecer que o lugar mais adequado para ela estar é o chão, para que se desenvolva de forma plena.

Assentos para automóveis: para cada fase, desde o nascimento, a criança deve utilizar um assento adequado para seu tamanho e idade.

Assento tipo bebê conforto: indicado desde a saída da maternidade até o momento que a criança tenha ultrapassado o limite máximo de peso ou altura permitido pelo fabricante, que pode ser até 2 anos. Deve sempre estar no banco de trás, posicionado de costas para o painel, se possível no meio do banco, ficar preso pelo cinto de segurança do veículo (de três pontos) e/ou por presilhas para assentos infantis (se disponíveis) e a criança deve usar o cinto de segurança de cinco pontos do assento.

Assento infantil tipo cadeirinha conversível: para crianças que ultrapassaram os limites do modelo anterior - pode variar de 1 a 7 anos de idade, continua no banco traseiro, de costas para o painel e, à medida que a criança cresce (de preferência, após completar 2 anos), pode ser alterado para ficar de frente para o painel, a criança fica contida pelo cinto de cinco pontos do modelo.

Assento tipo elevatório ou "booster": para os que ultrapassaram os limites do modelo anterior, para a faixa etária de 4 a 12 anos, sendo utilizado até a criança ou adolescente atingir 1,45 m de estatura (9 a 13 anos).

Existem modelo com assento e encosto alto (projetado para aumentar a altura da criança, de modo que o cinto de segurança de três pontos se encaixe correta e adequadamente nas partes mais fortes do corpo da criança e forneça apoio para o pescoço e cabeça) e modelo só com assento (projetado para aumentar a altura da criança para que o cinto de segurança de três pontos do veículo se encaixe corretamente).

Há também modelos combinado (à medida que a criança cresce, passa de um assento voltado para frente com cinto de segurança próprio para o "booster") e multifuncional (muda de um assento de costas para o painel, depois para frente, com cinto próprio e presilhas e finalmente para um assento elevatório).

Cinto de segurança de três pontos do veículo: para todos aqueles que atingiram 1,45 m de altura, independentemente da idade, sendo que a faixa transversal deve passar pelo meio do ombro e cruzar o tórax e a faixa subabdominal pela cristas ilíacas (saliências ósseas do quadril) e nunca estarem apoiadas no pescoço, rosto ou área do estômago; os pés devem estar apoiados no chão do veículo e sentarem-se atrás até pelo menos completarem 13 anos.

A resolução do Conselho Nacional de Trânsito (CONTRAN), que passou a vigorar a partir de junho de 2010, determina - infelizmente de forma incompleta - que o transporte de crianças até 7 anos e meio seja feito em assentos próprios para as diversas idades no banco de trás do veículo e que todos os modelos devem ter a certificação do INMETRO (veja mais detalhes na Seção Acidentes de Trânsito).

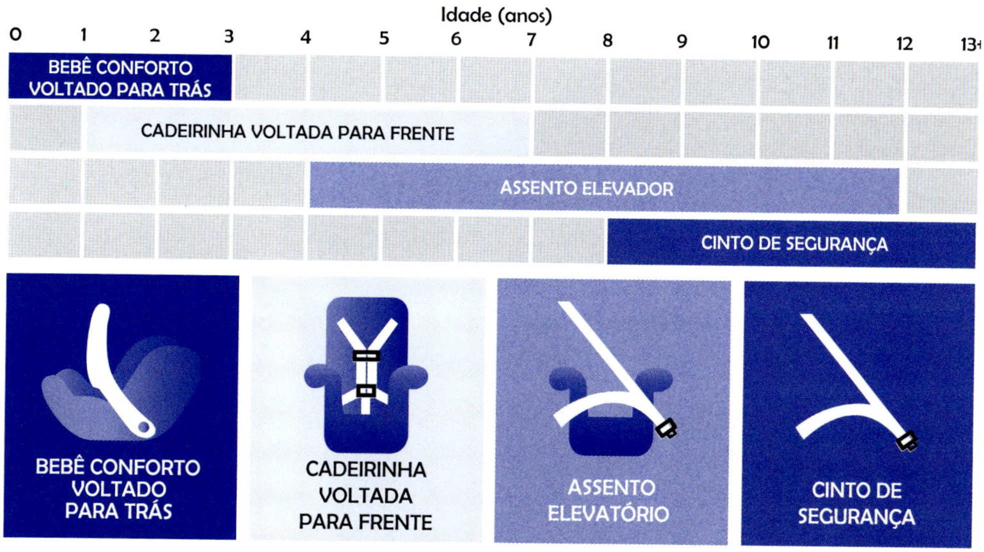

Do nascimento até que a criança tenha ultrapassado o limite máximo de peso ou altura permitido pelo fabricante do assento. Usar pelo menos até 2 anos, preferentemente até os 3 anos; mas não há limite superior de idade.
O assento deve ser instalado de costas para o painel do veículo, preferentemente no meio do banco de trás, preso pelo cinto de segurança ou, se disponíveis, sistemas de ancoragem para assento infantil Isofix, i-Size ou LATCH, em conformidade com ECE R14, ECE R44 ou (norma europeia) ou FMVSS 225 (EUA).

Criança com peso ou estatura acima do limite máximo permitido para o assento tipo bebê conforto deve usar a cadeirinha dotada de cintos de segurança próprios, pelo maior tempo possível, até atingir o limite máximo de peso ou altura permitido pelo fabricante. Vários modelos acomodam crianças pesando até 22 kg, isto é, ao longo de toda a idade escolar. O menor limite máximo de peso nas cadeirinhas de segurança disponíveis é 18 kg, que as crianças podem atingir entre 3 e 7 anos.

Criança com peso ou estatura acima do limite máximo permitido para a cadeirinha de segurança deve usar um assento de elevação (booster) até que o **cinto de segurança do veículo adapte-se com perfeição** (a porção subabdominal passando pela pelve, a porção do ombro passando pelo meio do ombro e do tórax e os pés encostando no assoalho), tipicamente quando atingir a estatura de **1,45 m** (o que pode ocorrer entre **9 e 13** anos).
Se o carro somente tiver cintos subabdominais no banco traseiro, não deve ser usado um assento de elevação.

O cinto de segurança só pode ser usado se as costas tocarem no encosto do assento, com os joelhos dobrados confortavelmente e os pés encostando firmemente no chão; o cinto de segurança passando pelo meio do ombro e do tórax e pela pelve.
A estatura mínima para usar o cinto de segurança do carro, independentemente da idade da criança, é **1,35 m**, segundo o padrão europeu, e **1,45 m**, segundo o padrão estadunidense.
Todas as crianças devem viajar no **banco traseiro até os 13 anos de idade.**

Figura 1.14 | **Modelos de assentos.**

Fonte: Adaptado: Blank D, Departamento Científico de Segurança. O pediatra e a segurança dos ocupantes de veículos automotores. Documento Científico nº3. Rio de Janeiro: Sociedade Brasileira de Pediatria;2019. http://bit.ly/sbpdocent-ocup. National Highway Traffic Safety Administration. Car Seats and Booster Seats. http://www.nhtsa.gov/equipment/car-seats-and-booster-seats. Durbin DR, Hoffman BD, Council on Injury Violence Poison Prevention. Child Passenger Safety - Position Statement. Pediatrics. 2018; 142(5):e20182460. https://pediatrics.aappublications.org/content/142/5/e20182461.

Balde ou ofurô: o banho no balde é ferramenta de auxílio para o bebê relaxar, entretanto vários cuidados devem ser tomados: ter fundo antiderrapante, seu material plástico ser transparente para facilitar a visualização do bebê, ter bordas arredondadas, centro gravitacional planejado para aumentar a estabilidade, tamanho e formato para dar maiores conforto e segurança e ser confeccionado com material atóxico. O nível da água não pode ultrapassar a altura dos ombros estando o bebê apoiado no fundo do balde.

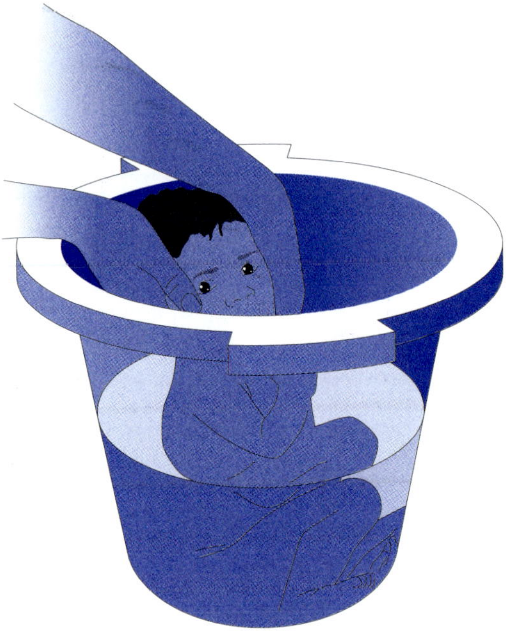

Figura 1.15 | **Ofurô para bebês.**

Fonte: Desenvolvido pela autoria.

Banheira: deve ser confeccionada de plástico, fácil de manipular e guardar, estável, sua tampa deve ser rígida com uma bandeja inferior, a plataforma destinada a ser o trocador deve ser de espuma forrada de plástico com uma barreira lateral para impedir o bebê de cair. Deve ter bolsos laterais, que serão utilizados para guardar objetos do banho do bebê e seu esvaziamento deve ser fácil.

Os riscos principais durante o banho são a queda do bebê, queimadura (com água quente) e afogamento.

Existem assentos para banho, que são auxiliares durante o banho, mas perigosos pelo risco de virar ou tombar, de o bebê escorregar, de ficar preso por baixo e se afogar caso a banheira estar com água (mais do que os 15 cm de altura recomendados).

IMPORTANTE

Nunca deixar o bebê ou a criança, por um instante sequer, sem supervisão atenta durante o banho.

Bebê conforto: verifique sempre as normas do fabricante e, como utilizá-lo com segurança. Modelos tipo cadeira de balanço sofreram recall do fabricante Fisher-Price em 2019 por terem causado quedas, traumas e mortes de bebês - a maioria não estava com cinto de segurança afivelado e a cadeirinha estava em cima de algum móvel - contra as principais recomendações de segurança!

O bebê conforto deve ser fácil de transportar (segurar com uma mão na parte superior e a outra na base), mas o bebê deve ser retirado antes de ser movido ou carregado, confortável (como o próprio nome diz): acolchoado, reclinável (várias alturas para reclinar o dorso), além de ser dotado de cinto de segurança próprio - preferencialmente de cinco pontos, para conter bem o bebê e prevenir quedas ou deslizamentos para baixo.

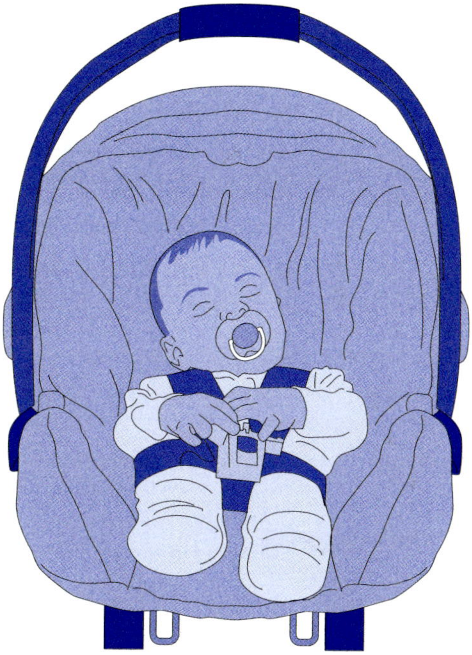

Figura 1.16 | **Bebê conforto.**
Fonte: Desenvolvido pela autoria.

Seu tecido deve ser desmontável e lavável, sua base deve ser larga e resistente, com gomos de borracha em seus ângulos, para mantê-lo fixo quando no solo (local mais seguro de estar). Deve ser posicionado bem afastado de qualquer risco potencial, como tomadas e fios elétricos, ventiladores, aquecedores, escadas, puxadores e cortinas.

Não se recomenda que o bebe conforto seja utilizado para o bebê dormir e NUNCA como substituto do assento para carro tipo bebê conforto (mesmo tendo o mesmo nome, não é a mesma coisa!).

Beliche: embora seja uma atração irresistível para as crianças, é arriscado por facilitar quedas enquanto a criança dorme ou brinca, queda da escada, queda do estrado e do colchão; além de poder machucar a criança que está na cama de baixo, pode causar morte por asfixia ou estrangulamento, enforcamento ao brincar com cordas ou puxadores de cortinas a que o móvel dê acesso. Crianças muito pequenas, ao rolar na cama, podem ficar presas entre a parede e a lateral do beliche.

Se precisar ser a opção escolhida (por falta de espaço para camas individuais), algumas precauções devem ser adotadas: a criança que dormir na cama superior deve ter pelo menos 6 anos, o móvel deve ter grades nas laterais e cabeceiras com altura mínima de 16 cm acima do colchão e espaço entre as traves da grade de até 7 cm, que devem estar bem parafusadas ou firmemente presas à estrutura da cama para evitar quedas, o móvel deve ser colocado num canto do quarto onde tenha parede em dois lados, usar luz fraca noturna para que as crianças possam se orientar e estas devem sempre utilizar a escada para subir e descer.

O piso sob o beliche deve ser de material que absorva impactos (acarpetado) ou ter um colchão fino na lateral do beliche para que, no caso de queda, possa amortecer um pouco o impacto da criança. É importante que o beliche possa ser separado para formar duas camas de solteiro se as crianças forem pequenas demais para dormir com segurança na cama superior.

Berço: local onde o bebê passa a maior parte do tempo, portanto deve ser seguro e estável para ele. O estrado deve ser confeccionado com uma placa única de madeira e é importante que possa ter altura regulável. O espaço entre as grades do berço deve ser de 5 a 6 cm e a altura das laterais do berço deve ser de pelo menos 60 cm (da borda superior do colchão).

O colchão escolhido deve ser de espuma, com baixa densidade (D18 é a recomendada para crianças pequenas), plano, macio, não deformável e perfeitamente ajustado ao berço, sem deixar espaço maior do que a largura de um dedo em toda a volta. Escolhido o colchão, deve ser virado pelo menos uma vez por mês e trocado se tiver alguma deformidade.

IMPORTANTE

Para evitar acidentes, o berço nunca deve ser colocado junto a interruptores, fios elétricos, puxadores de cortina ou janelas (quedas, choques, asfixia), a altura do colchão deve ser sempre compatível com o tamanho do berço e a altura das grades e deve-se colocar o lençol preso firmemente (para evitar asfixia).

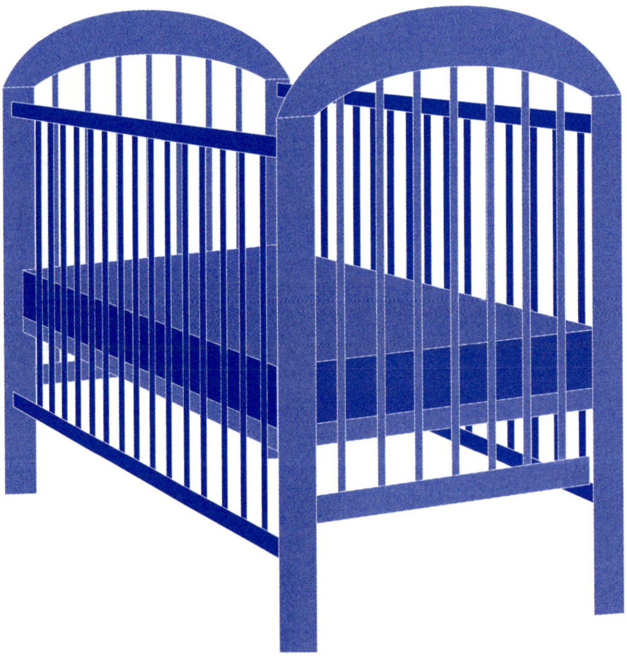

Figura 1.17 | **Berço seguro.**

Fonte: Desenvolvido pela autoria.

Não utilize protetores de berço, rolos, mantas pesadas, edredons, cobertores, fraldas, almofadas, pelúcias, travesseiros e lençóis soltos e roupa de cama em excesso, pois há risco de sufocar o bebê; quando a criança for maior não deve ter nada no berço que possa servir de escada para ela tentar pular ou subir na grade (quedas); se tiver móbile, deve estar bem firme e numa altura que não seja alcançado e puxado pela criança (risco de quebrar e machucar a criança ou servir de apoio para levantar no berço).

Cadeirão ou cadeira de alimentação: pode ser usado durante as refeições a partir do momento que a criança já se senta sem apoio. Sua base deve ser ampla e, estável (de metal ou de madeira), ter dispositivo de travamento eficaz, não deve ter rodas, ter cinto de segurança (ficará afivelado na altura do abdome inferior) e alça localizada entre as pernas, a bandeja deve estar sempre bem travada, correias e acessórios devem ser verificados frequentemente para garantir que estejam bem presos.

Recomenda-se colocá-lo quase encostado à parede, para que se movimente o mínimo possível e deve permanecer fora do alcance de portas, mesas, janelas, fios elétricos e eletrodomésticos

Seus riscos: queda (quando a criança não for supervisionada de perto, falta de estabilidade, mecanismos de dobramento / travamento em não conformidade, falta de eficácia do sistema de retenção, a criança escorregar por baixo da bandeja quando o cinto e a alça de retenção não são usados, se não estiver bem presa pelo cinto e se não estiver com a alça entre as pernas, ou se o modelo não tiver esta alça), trauma de crânio (quando a criança consegue empurrar o cadeirão, ou ficar em pé, balançar para frente e para trás ou quando tenta subir nele), estrangulamento (quando a criança desliza por baixo da bandeja e a cabeça fica presa na alça) e aprisionamento e ferimento nos dedos (ao ficarem presos no assento ou na bandeja deslizante).

Se o modelo escolhido for o assento que prende na borda da mesa, mesas com tampo de vidro ou com pedestal único não são adequadas, não deve ser colocado sobre uma toalha de mesa e deve estar bem preso e apoiado numa cadeira, a fim de não se movimentar. Recomendações: não deixe a criança subir no cadeirão sem ajuda e não a deixe sem vigilância, mesmo que esteja usando o cinto de segurança.

Cama: assim que o bebê conseguir escalar a grade do berço, ou estiver com 90 cm ou mais de altura, quando a parte superior da grade estiver na altura de seus mamilos e quando não representar mais segurança (tenta pular ou consegue passar a perna por cima de sua grade), deve ser substituído por uma cama.

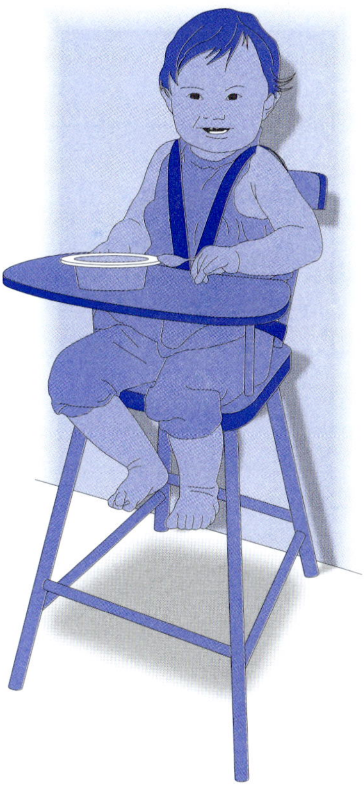

Figura 1.18 | **Cadeira de alimentação.**

Fonte: Desenvolvido pela autoria.

Deve ser o mais baixa possível, estar posicionada longe de janelas e ter grades laterais de proteção. Tomar cuidado especial em volta da cama e nos lugares que a criança pode alcançar na casa engatinhando ou andando, já que a partir deste momento poderá sair dela em qualquer momento que desejar.

Carrinho: deve ser de material resistente, ter freios (sistema de bloqueio das rodas) em pelo menos duas rodas, travas de rodas resistentes e fortes, ser de fácil manejo, ter base e rodas grandes e largas, para facilitar as manobras. Todos os modelos devem ter cinto de cinco pontos, forte e durável, que se encaixa perfeitamente ao redor da criança e é facilmente afivelado e desatado. Considerar comprar cobertura de proteção solar e contra insetos.

Bebês pequenos devem ser colocados na posição deitada, de barriga para cima, até que tenham controle suficiente da cabeça e recomenda-se que o carrinho ofereça quatro posições de inclinação do encosto e laterais com pelo menos 20 cm de altura para que a criança não caia.

Modelos verticais de passeio, sem encostos ajustáveis, são adequados para bebês maiores de 6 meses de idade. Certificar-se de que os pés da criança não alcancem o chão; protetores para os pés ou bandeja de compras abaixo do apoio podem ajudar.

O carrinho dever ser todo acolchoado internamente, confeccionado de material lavável, deve ter colchão plano e confortável. Se tiver brinquedos pendurados, estes devem estar presos firmemente e ser removidos assim que a criança já estiver se sentando.

Se o modelo do carrinho é dobrável, assegure-se de que a criança não tenha acesso ao mecanismo que fecha o carrinho, que deve ser travado toda vez que for utilizá-lo e o freio acionado sempre que for parar. Se o modelo tiver alça ou correia de segurança, estas devem ficar ao redor do pulso do adulto que estiver conduzindo o carrinho.

IMPORTANTE

As principais medidas de segurança são: nunca deixar a criança sozinha e sem vigilância no carrinho; testar regularmente os freios do carrinho; não deixar o bebê dormindo sozinho no carrinho, ele deve ser transferido para o berço ao voltar para casa.

Os principais riscos do carrinho são: queda (o carrinho pode cair para trás quando as alças estão sobrecarregadas ou quando a criança nele se pendura), asfixia (com almofadas ou fraldas, travesseiro, colcha dobrada ou manta usados como colchão do carrinho) e ferimentos graves nos dedos (até amputação se a criança prender os dedos em partes do mecanismo que dobram).

Se o modelo do carrinho tiver prancha ou plataforma que fica acoplada para levar a criança menor no assento e a maior em pé, verificar se o dispositivo está bem presa ao carrinho e se suporta o peso das crianças, estas devem sempre manter as mãos na barra enquanto estiverem em pé na plataforma, e a supervisão do adulto é fundamental.

Carrinho não é brinquedo e não pode ser usado como tal!

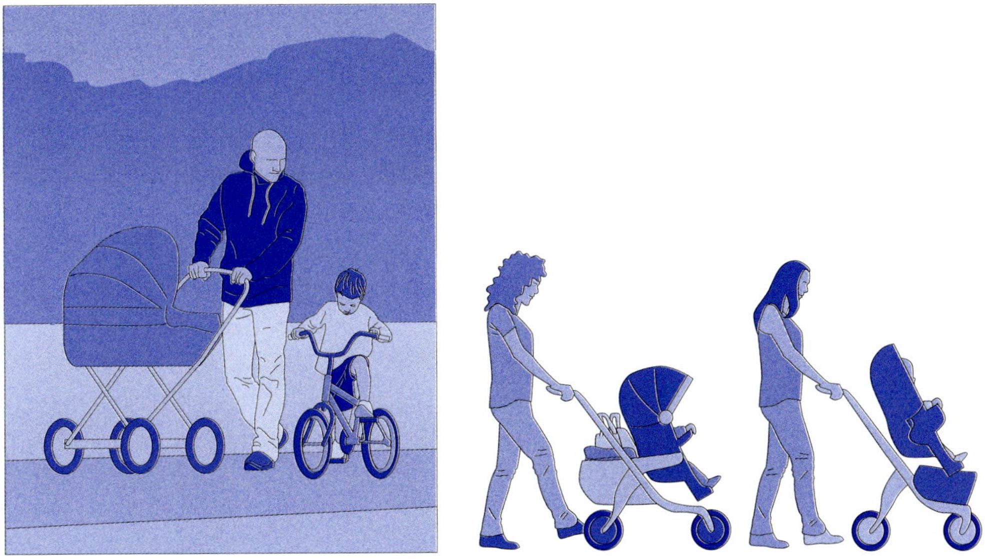

Figura 1.19 | **Carrinho de bebê à esquerda e carrinho para criança maior à direita.**

Fonte: Desenvolvido pela autoria.

Cercadinho (berço de viagem ou "chiqueirinho"): seu uso, consagrado há muitos anos, não oferece segurança nem para o bebê nem para a criança maior, que nele se apoiam para ficar de pé, conseguem balançá-lo e, dependendo do modelo, quando não é estável, conseguem até derrubá-lo.

Recomenda-se procurar um modelo com trilhos superiores que travam automaticamente quando levantados para a posição de uso; se o modelo tiver rede de malha, esta deve ser bem pequena (menos de 7 mm) e, se as grades são de madeira, devem ter espaço entre as traves de até 6 cm, para que não prendam a cabeça da criança. Deve-se verificar sempre antes de cada uso se não há rasgos ou furos em sua malha e peças soltas. Se a base (piso) é plastificada, pode ser escorregadia e nunca se deve colocar um colchão que não se encaixe perfeitamente na parte inferior do cercadinho, menos ainda um segundo colchão, almofada ou travesseiro (risco de asfixia e sufocação).

Os cercadinhos norte-americanos, desde 2013, devem atender os padrões de segurança: trilhos laterais não devem ter formato em "V" acentuado quando o produto é dobrado (para prevenir estrangulamentos), devem ter suportes mais resistentes nos quatro cantos (para evitar rachaduras, farpas afiadas e colapso do trilho lateral) e colchão mais resistente para impedir que as crianças fiquem presas ou se machuquem.

Os principais perigos do cercadinho são: asfixia (do bebê, ao ficar preso no espaço entre a lateral do cercadinho e a malha solta ou entre dois colchões); trauma de crânio; estrangulamento e lesões em braços, mãos e dedos (nos modelos com malhas, a cabeça pode ficar presa, se tombar, pode colapsar, a criança pode conseguir ativar o mecanismo de dobrar e liberar a trava da dobradiça); engasgo e asfixia, ao morder e mastigar os trilhos forrados de vinil ou tecido.

Principais medidas de segurança: antes de cada uso, verificar se o carrinho está travado com segurança na posição aberta; mesmo quando a criança não estiver nele, deixar as laterais elevadas e travadas porque pode tentar subir e sofrer lesões se a dobradiça estiver destravada. Outras medidas são iguais às que devem ser observadas no uso do berço.

Este equipamento não é projetado para dormidas longas (não substitui o berço em termos de segurança) e a criança não deve permanecer nele por muito tempo (pelos riscos psicológicos que isto pode acarretar, sensação de abandono e aprisionamento).

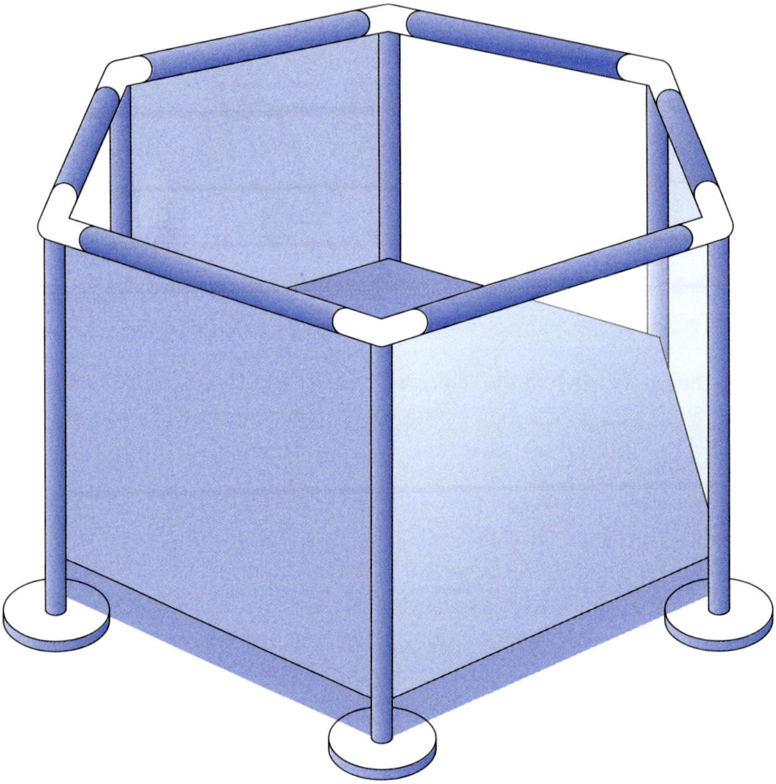

Figura 1.20 | **Cercadinho.**

Fonte: Elaborado pela autoria.

Chupeta: alguns modelos podem representar benefício, estudos comprovam que, com seu uso, ocorre redução no risco de síndrome de morte súbita (com a amamentação já bem estabelecida). Já os riscos associados ao uso de chupeta, particularmente uso prolongado, podem incluir efeitos negativos na saúde oral. Procurar adquirir marcas conhecidas e testá-las antes de oferecer ao bebê.

Verificar se a criança não coloca a chupeta toda na boca e nunca prendê-la a um cordão (estrangulamento), verificar se é resistente o suficiente para não soltar pequenas partes (asfixia). A chupeta também envelhece com o uso - verificar mudanças na coloração, rachaduras ou cortes da borracha ou silicone - se isto ocorrer, troque-a imediatamente.

Mochila de carregar bebê ou canguru: devem oferecer conforto e segurança, ser adequados ao tamanho e peso do bebê, ter profundidade suficiente para manter o bebê com o dorso ereto, ter cinto de segurança, as aberturas para as pernas devem ser estreitas para que o bebê não deslize e suficientemente amplas o bastante para que não causem lesões ou irritações. Devem ser confeccionados com material resistente e suas costuras sempre testadas. Modelos com estrutura de alumínio devem ter estas partes cobertas e protegidas.

As tiras da mochila não podem ser abertas pela criança, seu funcionamento deve ser perfeito e não pode haver arestas cortantes ou afiadas. Até 3 meses de idade, a criança deve ser levada na parte da frente do corpo do adulto com a face virada para o tórax dele, após esta idade a criança pode ser carregada na frente virada no mesmo sentido de quem a carrega ou nas costas do adulto.

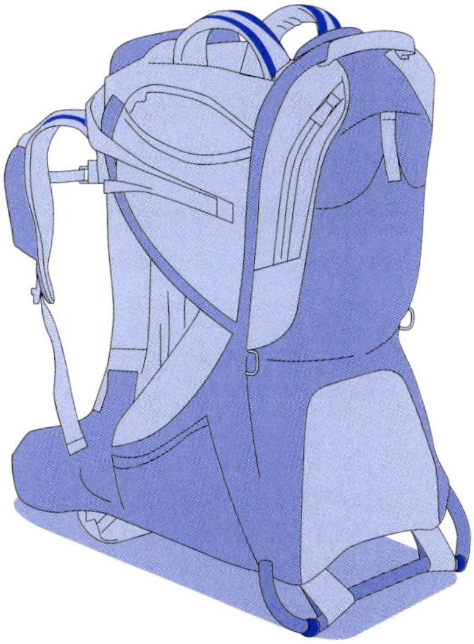

Figura 1.21 | **Mochila de carregar bebê.**
Fonte: Elaborado pela autoria.

"Sling": trata-se de um dispositivo (parece uma rede) que fica amarrado e preso ao corpo de quem carrega o bebê pequeno, na frente do adulto. O bebê fica bem aconchegado ao tórax/abdome de quem o leva e, nesta posição, pode facilitar as tarefas do dia a dia, passeios e momentos para acalmar o bebê. Deve-se prestar bastante atenção em como usá-lo para evitar quedas e asfixia/estrangulamento.

Trocador: embora permita uma facilidade maior na hora de trocar ou vestir o bebê, não é seguro quando posicionado em qualquer altura ou na parte superior da cômoda.

Primeiro de tudo, deve-se considerar se é de fato necessário um trocador que fique elevado, uma vez que as trocas podem ser no chão ou dentro do berço. Se a opção for mesmo o trocador que fica elevado, existem no mercado modelos elevados

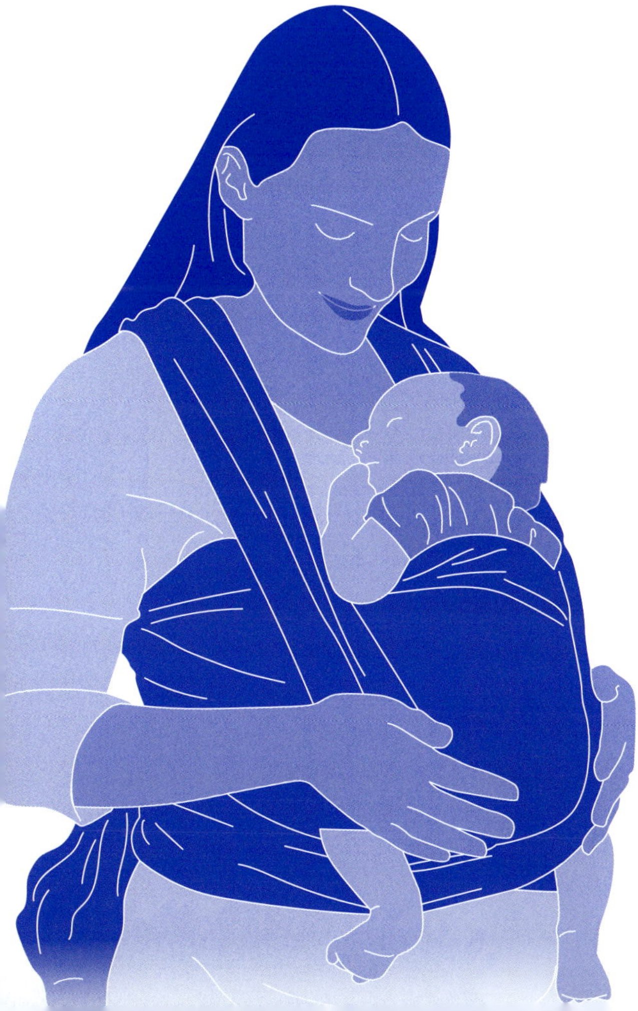

Figura 1.22 | **Sling.**
Fonte: Elaborado pela autoria.

nas laterais e extremidades, que se adaptam perfeitamente no vão próprio para eles, com uma concavidade na região central (com isto, a parte do meio do colchão ficará levemente mais baixa do que as laterais) e cinto de segurança, para manter o bebê preso nos momentos das trocas.

Durante a troca, manter uma das mãos sempre apoiada no bebê e tudo deve estar à mão (mas distante da criança) e a troca deve ser longe de qualquer risco potencial (janelas, cortinas, persianas, tomadas elétricas, ventiladores e aquecedores).

Nunca deixe a criança sozinha sobre o trocador, qualquer que seja a idade dela!

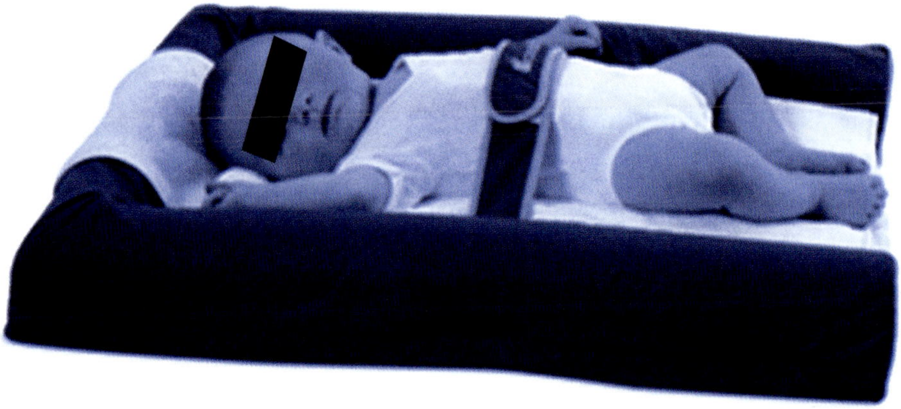

Figura 1.23 | **Trocador.**
Fonte: Arquivo da autoria.

Outros equipamentos, como protetores (grades e telas) para janelas, sacadas e varandas, protetores de tomadas, portões em cima e em baixo das escadas, pisos com material antiderrapante e que absorvem impactos, portão no acesso à cozinha, grade em torno de piscinas, cantoneiras, travas de gavetas, portas e vasos sanitários e luzes noturnas fracas, são equipamentos fundamentais para a segurança da criança e devem ser instalados o mais rápido possível, antes que a criança adquira habilidades para conseguir explorar os ambientes onde vive.

O PREPARO PARA O PARTO

Heloisa Ferreira Brudniewski / Rosa Maria Neme

O parto é um dos momentos mais marcantes na vida de uma mulher. E muitas gestantes passam a gravidez sonhando com esse momento e preparando-se para ele. A gestação é uma fase de muitas mudanças físicas e emocionais. A mulher vai sofrendo modificações diárias no seu corpo, e, portanto, o acompanhamento médico e psicológico ao longo da gravidez é de extrema importância.

O QUE É?

O pré-natal consiste no acompanhamento do desenvolvimento do ciclo gravídico, do bem-estar materno-fetal e também na preparação da gestante para o parto. Ele é imprescindível para evitar problemas durante esse período e para preparar a mãe e a família para a chegada do bebê. De acordo com a necessidade de cada gestante, ele pode ser realizado por equipe multidisciplinar, com acompanhamento do médico, enfermeira, fisioterapeuta, nutricionista e psicóloga.

É fundamental conversar detalhadamente com o obstetra sobre o parto e as expectativas relacionadas a esse dia. Conhecer e entender melhor as vias de parto, as vantagens, desvantagens, e os riscos envolvidos de cada uma delas garante uma adequada preparação durante o pré-natal e proporciona uma boa interação entre a paciente e seu médico.

Algumas recomendações são de extrema importância nesta fase da gestação, como a prática de exercícios físicos e alimentação adequada, conforme abordado nas seções específicas.

Como o parto gera muita ansiedade na maioria das mulheres, é necessário um preparo psicológico. Estar preparada psicologicamente para enfrentar esse momento é fundamental para que a gestante se sinta tranquila e confortável durante todo o pré-natal e auxilia muito na hora do parto, principalmente a tolerar a dor das contrações, naquelas gestantes que optam pela realização do parto vaginal.

DICA

Técnicas de relaxamento, meditações, "mindfullness" (atenção plena) e "hypnobirthing" podem ser realizadas desde o início da gravidez e ajudam a diminuir a ansiedade e a aumentar o relaxamento. O "hypnobirthing" utiliza meditações guiadas para relaxar os músculos, promover o alivio da dor nos momentos que antecedem o parto e durante o período expulsivo.

O QUE É?

O plano de parto consiste em um documento no qual a gestante relaciona tudo o que gostaria ou não que acontecesse no seu parto. Ele pode auxiliar no diálogo prévio com a equipe que acompanhará o parto e ajuda a definir procedimentos que serão ou não realizados durante o nascimento. Não é um documento obrigatório, mas pode garantir mais segurança quando tais pontos são discutidos previamente com seu médico.

A **fisioterapia pélvica** tem um papel fundamental na preparação do corpo da gestante para enfrentar o tempo de trabalho de parto por meio de exercícios de percepção corporal, respiratórios, fortalecimento e alongamento dos músculos do assoalho pélvico (MAP).

IMPORTANTE

A principal função dos MAP no corpo da mulher é sustentar os órgãos internos. A fraqueza destes músculos pode trazer complicações como prolapso genital, disfunção sexual, incontinência urinária de esforço, entre outras.

Estima-se que a cabeça fetal seja quatro vezes maior que o diâmetro do hiato urogenital, causando expressivo alongamento dos MAP durante o período expulsivo do parto. Estes músculos são preparados para o parto durante a gravidez, pois hormônios são liberados relaxando a musculatura e permitindo abertura da pelve menor, com afastamento das inserções musculares (púbis e cóccix).

Apesar disso, os MAP podem sofrer traumas durante o parto como lacerações perineais. Sendo assim, a fisioterapia tem um papel fundamental na orientação e utilização de técnicas para minimizar e ou prevenir estes traumas perineais.

A massagem perineal também pode ser realizada e permite preparar os tecidos deste local, aumentando sua elasticidade e diminuindo a resistência durante sua distensão. Ela é orientada pelo fisioterapeuta e pode ser realizada após 34 semanas de gestação, duas vezes por semana, por 10 minutos. A orientação normalmente dada é de introduzir os dois dedos lubrificados, com luva de látex sem talco, aproximadamente 3 a 4 cm na vagina, aplicando pressão para um lado, para baixo e depois para o outro lado.

Além da massagem perineal, pode ser realizado o treino com "Epi-No", método criado por um médico alemão na década de 1990, que tem como um dos objetivos alongar a musculatura perineal prevenindo traumas na hora do parto. Um balão, levemente inflado e lubrificado com gel, é inserido na vagina pelo fisioterapeuta e depois liberado pela gestante, simulando a expulsão.

Na escolha do obstetra é fundamental que a gestante tenha confiança no seu médico e equipe e conheça o local onde dará à luz, verificando se ele atende às suas expectativas. Uma escolha adequada proporciona também maior integração da gestante com a equipe que irá assisti-la.

DURANTE O TRABALHO DE PARTO

Fernanda Deutsch Plotzky / Ana Paula Beck

Depois de 9 meses de expectativa, eis que chega o dia do parto. São consideradas gestações de termo aquelas no intervalo entre 37 e 42 semanas, ou seja, existe uma possibilidade de grande variação do momento em que o parto vai ocorrer.

IMPORTANTE

Estatisticamente, a maior probabilidade de parto se situa entre 39 e 41 semanas de gestação.

Ainda não se sabe exatamente o que deflagra o trabalho de parto, apesar de muito se especular a respeito. Existem várias crendices populares, como a "virada da lua", a ingesta de alimentos como pimenta, chá de canela e tâmaras, mas o que parece mais plausível é que existiria a liberação de fatores inflamatórios que iniciariam as contrações. Esses marcadores inflamatórios provavelmente seriam liberados no momento em que o bebê esteja maduro, assim como a placenta, e isso iniciaria o trabalho de parto.

Outros fatores como tamanho do útero, sejam em uma gestação gemelar, sejam em situações em que o líquido amniótico esteja aumentado, também parecem contribuir para o início das contrações mais precocemente. Cerca de 10% dos trabalhos de parto, no entanto, não se iniciam com as contrações, mas sim com a famosa "bolsa rota", que é a perda de líquido antes do início das contrações regulares. Embora não aconteça sempre, algumas gestantes percebem a perda de um muco consistente, amarelado, que pode vir com um pouco de sangue. Conhecido como tampão mucoso, funciona como uma espécie de aviso de que o parto deve ocorrer nos próximos 15 dias.

Quatro fatores determinam uma boa experiência no trabalho de parto e são eles:

- As expectativas pessoais;
- O apoio recebido durante o trabalho de parto;
- A qualidade da relação cuidador-paciente;
- O envolvimento nas tomadas de decisão.

O momento apropriado de procurar a maternidade pode ser diferente para cada gestante. Todas as gestantes devem ficar internadas na fase ativa do trabalho de parto, assim como na situação de ruptura das membranas.

Uma vez iniciado o trabalho de parto, definido como contrações regulares, cerca de 3 a cada 10 minutos, observada uma dilatação do colo do útero de cerca de 3 cm. O trabalho de parto é precedido pela fase latente, durante a qual as contrações são irregulares e causam mínimo desconforto, podendo durar de algumas horas até vários dias. Seria como um "aquecimento de motores" para a fase seguinte, conhecida como "fase ativa".

Na **fase ativa** (primeiro estágio do parto), ocorre a progressiva dilatação do colo do útero, considerado normal cerca de 1 cm por hora nas primíparas e cerca de 1,5 cm/hora a partir do segundo trabalho de parto. Nesse período, as contrações são regulares e em geral dolorosas. A dor se assemelha a uma cólica renal, com dor abdominal e lombar, que "vem e vai" em intervalos regulares, nos quais existe alívio da dor. Quando a parturiente se encontra desconfortável o bastante em função da dor, se ocorrer sangramento ou tenha havido rotura de membranas com perda de líquido meconial (amarelo, verde ou marrom), está na hora de se dirigir para a maternidade.

Nem sempre o início do trabalho de parto ocorre espontaneamente. Em algumas circunstâncias, podemos optar pela indução de trabalho de parto, ou seja, damos um "empurrãozinho" - em geral farmacológico - para provocar o início das contrações e do trabalho de parto.

Em trabalhos de parto eutócicos, ou seja, em que as contrações e dilatação estão ocorrendo de maneira adequada, não é necessário realizar qualquer tipo de intervenção, porém é comum durante essa fase ocorrer o que chamamos de "distócia funcional" (alteração na contratilidade do útero durante o trabalho de parto). Essa distocia pode ser corrigida de algumas maneiras, por exemplo com o uso de ocitocina endovenosa, com a rotura artificial da bolsa ou ainda com a analgesia, que consiste em uma anestesia locorregional, que traz conforto para a paciente e, quando aplicada no momento correto, não atrapalha o andamento do trabalho de parto.

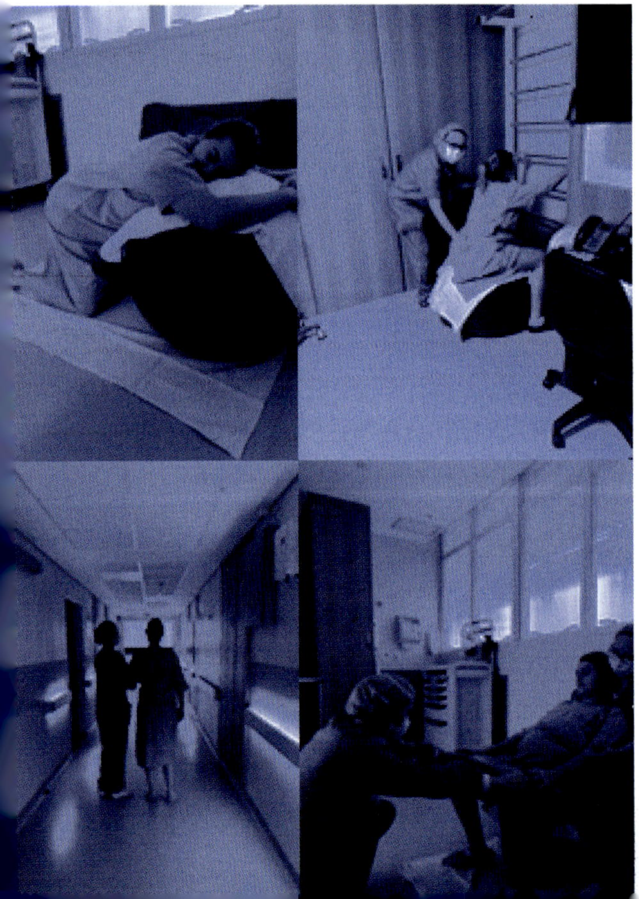

A analgesia traz conforto para a paciente por aliviar a dor e, dependendo do momento e do grau de sensibilidade e motricidade, é possível permanecer andando ou fazendo exercícios com a bola mesmo após a analgesia.

Caso a paciente opte por não ter analgesia farmacológica, existem outras medidas que podem ser adotadas na sala de pré-parto para trazer mais conforto, por exemplo: massagem, exercícios em bola ou barra, técnicas de respiração, "hypnobirth", aromaterapia, banhos em chuveiro ou banheira com água quente, cromoterapia, diminuição da intensidade da luz ou a combinação das técnicas mencionadas. A parturiente é quem determina a quantidade e a intensidade de atividades durante o trabalho de parto.

Figura 1.24 | **Atividades pré-parto.**

Fonte: Arquivo da autoria.

É importante durante o trabalho de parto manter controle do bem-estar do feto, em geral por meio da cardiotocografia, contínua ou intermitente, em que existe acompanhamento dos batimentos cardíacos fetais e de seu comportamento durante e após as contrações.

Em média, o trabalho de parto dura de 12 a 18 horas em primíparas e tende a ser mais curto em multíparas, durando de 6 a 8 horas nesses casos. Durante esse tempo, a gestante pode se alimentar, desde que seja dieta leve.

Após a fase ativa, inicia-se o que chamamos de **segundo estágio** ou **período expulsivo**. Esse período começa quando se completa a dilatação (os famosos 10 cm ou 10 dedos), a partir do qual o bebê precisa descer pelo canal de parto. Em geral, dura 2 horas no primeiro parto (podendo levar até 4 horas em algumas situações) e 1 hora nos partos subsequentes. Esse é o momento em que a paciente deve fazer força de expulsão concomitantemente às contrações.

IMPORTANTE

A paciente deve estar confortável nesse momento, podendo escolher entre várias posições, aquela em que se sente melhor para fazer força (recostada na cama, de cócoras, no banquinho de parto etc.).

Em alguns cenários, existe a indicação de realização de um corte na vulva para facilitar a saída do bebê, conhecida como "episiotomia". Esse corte, quando realizado, pode ser vertical no períneo ou médio lateral, dependendo das características da vulva da paciente e da expertise do médico. Nem sempre ele precisa ser realizado. Em algumas situações, pode haver laceração espontânea do períneo, que eventualmente precisará ser suturado.

Outras situações durante o segundo período que podem ser necessárias são os partos instrumentalizados, ou seja, que necessitam do auxílio de um instrumento chamado "fórcipe" ou "vácuo-extrator". São instrumentos que ajudam a abreviar o período expulsivo, podendo ser utilizados pelo médico nessa fase, quando necessário.

Nem sempre o trabalho de parto resulta em um parto vaginal. Durante o trabalho de parto, podemos nos deparar com alguns cenários que podem levar à decisão de indicar cesariana (ou cesárea), em geral para resguardar o bem-estar maternofetal. São algumas dessas situações que nos fazem mudar de via: sofrimento fetal intraparto, apresentação fetal anômala (apresentação pélvica, apresentação cefálica defletida de 2º grau), distocia funcional não corrigível e desproporção cefalopélvica, entre outras.

Após o nascimento, aguarda-se para clampear o cordão oportunamente, depois de alguns minutos. Em geral, o bebê já está em contato pele a pele com a mãe.

Uma vez que o bebê nasce, começa o **terceiro período do parto**, que é a expulsão da placenta. Na maioria das situações, ela deve ocorrer espontaneamente, em até 30 minutos após o parto. O **quarto período do parto**, conhecido como "quarto período de Greenberg" ou "golden hour", se refere à primeira hora após o parto e é particularmente importante porque é o momento no qual pode acontecer a maioria das complicações hemorrágicas pós-parto, e a paciente deve ficar durante essa hora com supervisão contínua para observar se existe algum sangramento anormal e se o útero está devidamente contraído.

DICA

Independentemente do tipo do parto, a primeira hora do pós-parto é muito importante para que se inicie o contato do binômio mãe-bebê, com a amamentação, contato e reconhecimento mútuo.

QUAL O MELHOR PARTO? O PROJETO PARTO ADEQUADO

Rita de Cássia Sanchez e Oliveira / Eduardo Zlotnik

Sempre existiu a discussão de qual o melhor parto para as mulheres, e é consenso que, sempre que possível, o parto normal ou natural deveria ser a opção escolhida.

Aqui já se inicia a discussão, pois para alguns grupos não se deve discutir escolha, e sim passar pelo processo natural do parto, ou seja, não há opção da "cesárea a pedido da gestante". Aqui se deve fazer a ressalva quanto à qualidade do pré-natal, pois, se a mulher deve ter a liberdade de escolha, podem faltar informações necessárias para poder escolher.

Por outro lado, podem ocorrer problemas maternos, fetais ou do trabalho de parto que só podem ser resolvidos com o parto cesárea ou, por vezes, no período expulsivo pelo uso do fórcipe ou vácuo-extrator. Nestes casos, a segurança da paciente (mãe-bebê) se sobrepõe à discussão. Desta forma, qual o melhor parto? O parto adequado para cada mulher, para cada gestação, para cada situação?

A prática obstétrica no Brasil tem se modificado nas últimas três décadas, em que se observou um aumento na proporção de partos cesárea, que, no Brasil, tem se situado entre 55 e 57%. Quando se analisa apenas o setor suplementar de saúde brasileiro, estima-se que até 85% são cesarianas.

SAIBA MAIS

O setor público apresenta cerca de 30% de partos cesárea, enquanto os últimos estudos recomendam que uma proporção entre 20 a 25% seria o aceitável.

O excesso de cesarianas desnecessárias e precoces (antes das 39 semanas de gestação) está associado ao aumento da morbimortalidade materna e neonatal e, em longo prazo, com o desenvolvimento de doenças crônicas no futuro da criança, como a obesidade e o diabetes. Além disso, neonatos nascidos por cesariana apresentam menor diversificação da microbiota intestinal do que os nascidos após trabalho de parto e parto vaginal, o que tem sido associado a doenças como síndrome metabólica, diabetes tipo I e asma.

Neste contexto, no ano de 2012, o Movimento Violência Obstétrica surgiu no Brasil, alguns documentos foram escritos por várias ONG e entregues ao Ministério Público. Nestes documentos, a cesariana sem indicação clínica e sem consentimento da paciente foi considerada ato de violência obstétrica. O Ministério Público acionou a Agência Nacional de Saúde Suplementar (ANS), responsável pela regulação de operadoras de planos de saúde, para que algo fosse realizado para reduzir o excesso de cesarianas no Brasil. Algumas normas foram publicadas, como a obrigatoriedade de preenchimento do cartão de gestante e do partograma durante o trabalho de parto.

Em 2014, a ANS procurou o Institute for Healthcare Improvement (IHI), órgão sediado em Cambridge, e o Hospital Israelita Albert Einstein (HIAE), propondo a contribuição das duas entidades com a metodologia, aspectos técnicos e clínicos em um projeto que ajudasse várias maternidades brasileiras a reduzir as cesarianas desnecessárias.

Assim surgiu o Projeto Parto Adequado, uma parceria com o objetivo de apoiar e ensinar a realização e efetivação de ações baseadas em evidências científicas nas maternidades para reduzir de forma segura o percentual de cesarianas desnecessárias, melhorando a qualidade e a segurança da atenção ao parto e nascimento. O HIAE participou como parceiro técnico-científico, estudando as evidências científicas e aplicando ações de mudança internamente, antes de disseminar em todos os hospitais.

O nome do projeto surge do entendimento que o parto vaginal é a melhor via, apesar de existirem algumas indicações médicas para a cesariana, baseadas em evidências científicas, sendo que o ideal naquele momento, é que seja o parto mais adequado a cada gestante e bebê.

Na **Fase 1** (fase piloto), entre 2015 e 2016, contou com a participação de 35 hospitais e 19 operadoras de planos de saúde. Essa fase foi caracterizada por testes iniciais, com ações de mudanças em quatro perspectivas:

a) **Liderança dos hospitais:** reuniões com CEO, coordenadores e líderes para que as ações de mudança tivessem seu apoio e pudessem ser implementadas,

b) **Sistema de saúde:** sessões de aprendizado presenciais foram realizadas com profissionais médicos, enfermeiros e colaboradores discutindo-se a estrutura física, processos e protocolos que viessem ao encontro das ultimas evidências científicas de segurança e humanização na prática obstétrica.

c) **Informação às gestantes e famílias:** ações educativas sobre o parto vaginal, assim como campanhas populacionais foram realizadas.

d) **Sistema de informação e dados nos hospitais:** coleta de dados e indicadores que interpretassem a melhoria da prática e os eventos adversos para que mudanças pudessem ser novamente realizadas caso houvesse eventos. As ações de mudança nos hospitais, que promovem o parto vaginal foram:

- Transformar o Curso de Gestantes em preparatório para o TP;
- Instituir rodas de conversa, receber e seguir o Plano de Parto na internação;
- Instituir uma pesquisa de satisfação para ouvir as gestantes;
- Permitir a entrada e atuação de doulas, contratar equipe de plantão e estimular trabalho em equipe multidisciplinar (enfermagem obstétrica e médicos obstetras e anestesistas);
- Revisar estrutura física e ambientação, criando espaço para acompanhantes e deambulação, criação de quartos PPP (pré-parto, parto e pós-parto), iluminação, música, aromaterapia;
- Instituir métodos não farmacológicos para alívio da dor (deambulação, chuveiro, banheira, bola, cavalinho) e analgesia farmacológica (peridural e raquidiana);
- Estimular a verticalização do parto;
- Treinamento das equipes para o parto instrumentalizado (parto fórceps e vácuo), revendo as indicações e técnicas, garantindo nascimento com segurança para mães e bebês nos casos de risco e período expulsivo prolongado;
- Revisão de protocolos médicos e de enfermagem, reuniões cientificas periódicas;
- Política de agendamento de cesáreas baseada em evidências científicas;
- Instituir a classificação de Robson de todas as gestantes, coleta dos indicadores;
- Feedback para equipes e familiares;
- Análise de eventos adversos e planos de ação para melhoria.

Os resultados após 18 meses (02/2015 a 11/2016) mostraram uma redução de 16% de cesáreas no grupo piloto (de 85% para 69%), com realização de cerca de 50% das ações de mudanças. Alguns hospitais chegaram a 50% de cesarianas. Houve cerca de 23% de redução de bebês de termo precoce nas UTI.

Com o aprendizado dos 35 hospitais da fase piloto, o projeto entrou na **Fase 2** fase de disseminação (02/2017 a 09/2019) para 127 hospitais. Houve a participação de 60 operadoras de planos de saúde apoiando os hospitais. Apesar de ser um grupo maior, houve redução de 11% na média de cesarianas nestes hospitais. Na **Fase 3,** em 2020, chamada de "Movimento Parto Adequado", encontra-se na etapa de desenho para uma campanha nacional. Espera-se que as melhorias na atenção ao parto e nascimento continuem aumentando e se disseminando.

SAIBA MAIS

Acesse os QRCODES a seguir para mais informações sobre o projeto Parto Adequado

ORIENTAÇÃO PARA O PERÍODO PUERPERAL (PÓS-PARTO)

Rodrigo Rocha Codarin / Marcelo Gil Nisenbaum / Carlos Eduardo Czeresnia

O período puerperal ou puerpério inicia-se após a saída da placenta e estende-se até as primeiras 6 semanas pós-parto. Considerado um período de grandes mudanças, caracteriza-se pelo tempo que o corpo da mulher leva para, em grande parte, desfazer as modificações que a gravidez impôs aos órgãos e sistemas.

Os impactos emocionais dessa fase são importantes e até 80% das puérperas irão experimentar sintomas como tristeza, irritabilidade, choro fácil e ansiedade. Durante o pré-natal, as mulheres devem ser orientadas em relação ao parto como também em relação a esse período (ver Seção Depressão Pós-Parto).

Após o parto, independentemente se por via vaginal ou por cesárea, a dor é uma experiência vivida por todas as mulheres. Pesquisas são unânimes em identificá-la como fator mais importante a atrapalhar o retorno das puérperas às suas atividades habituais.

As contrações do útero são extremamente importantes para o controle de sangramento após a saída da placenta (que permanecerá mesmo que em menor volume por aproximadamente 30 a 40 dias), por comprimir os vasos sanguíneos que a irrigavam, mas também são as principais responsáveis pelo incomodo em pacientes submetidas a partos vaginais. Associa-se a esse incomodo um possível edema na vulva provocado pela passagem do recém-nascido pelo canal de parto.

DICA

Para o controle da dor no pós-parto normal, a utilização de compressas geladas no local – na forma de absorventes externos gelados – pode ajudar.

Nas pacientes submetidas à cesárea, a dor da incisão cirúrgica costuma se sobrepujar ao da contração uterina, limitando, muitas vezes, ainda mais a movimentação habitual da paciente. Medicações analgésicas (analgésicos simples e anti-inflamatórios) devem ser utilizadas e ajudam no controle dos sintomas e no retorno mais veloz da mulher às suas atividades.

Uma possível cicatriz derivada do parto (cesárea ou normal) deve sempre ser avaliada. Vermelhidão local, saída de secreção amarelada ou dor muito intensa deve levar a puérpera a procurar novamente atendimento. Em casa, habitualmente, a higiene realizada durante o banho, com água e sabonete, já é suficiente para um bom cuidado. Pacientes submetidas à episiotomia devem evitar a utilização de papel higiênico por aproximadamente 2 semanas –, preferindo duchas higiênicas, banho ou toalhas umedecidas para higiene íntima.

IMPORTANTE

A mulher, após o parto, deve ser estimulada e ajudada a andar o quanto antes. A saída da puérpera do leito de maneira precoce diminui o risco de tromboses – que fica aumentado durante a gravidez e o puerpério. Aos profissionais de saúde que a acompanham resta a responsabilidade de estimar esse risco – baseado em exames e na história clínica – e, se necessário, utilizar medicamentos para preveni-lo.

A amamentação talvez seja uma das tarefas mais árduas para a maioria das mulheres nesse período. Mantê-la em regime "sob demanda" - disponível quando o recém-nascido solicitar - exige comprometimento da mulher e da família. Mais informações no texto Aleitamento Materno, na Seção do Recém-Nascido.

O **colostro** - precursor do leite materno - pode já estar presente ao final da gestação. Com composição diferente do leite maduro, o colostro é rico em anticorpos e outros fatores imunológicos - apesar de aspecto muitas vezes classificado como "ralo", apresenta composição específica para o recém-nascido nesse período. A ansiedade, especialmente em mulheres inexperientes, tem grande impacto na chance de sucesso da amamentação.

Fissuras e lesões nos mamilos são bastante frequentes. Ajustar a pega do recém-nascido ao mamilo é essencial para preveni-las ou tratá-las. É importante salientar que cada criança terá seu período de aprendizado e adaptação, que será necessária paciência e, que, no início, o processo poderá ser doloroso.

Tanto a postura da mãe como a do recém-nascido é essencial para o sucesso. Recomenda-se ambiente calmo, confortável e com privacidade. Ter líquidos disponíveis e de fácil acesso para o consumo ajuda na produção de leite.

O sutiã deve ser adequado à amamentação, de forma a manter os ductos mamários em posição anatômica que facilite a drenagem do leite. Para algumas mulheres, a massagem periareolar de maneira circular, imediatamente antes da amamentação, pode ajudar no processo de ejeção do leite. O recém-nascido deve abocanhar toda - ou quase toda - a aréola, seus lábios devem estar evertidos, e seu pescoço em posição confortável em relação ao tronco e ao seio materno.

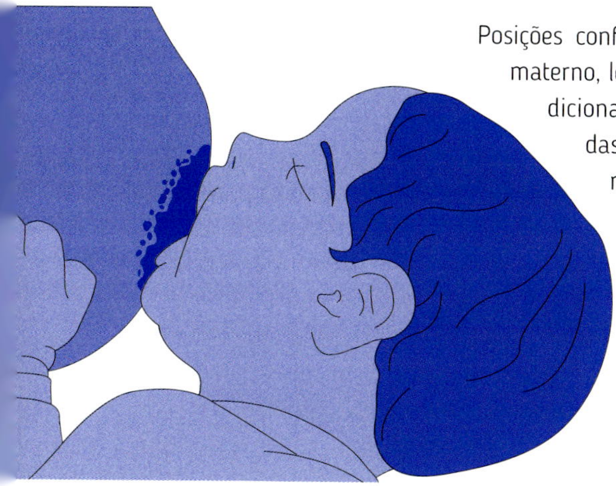

Posições confortáveis são importantes para diminuir o cansaço materno, lesões mamilares e dores musculares. Na posição tradicional, o corpo do bebê fica em frente à mãe, na altura das mamas, deitado, com os braços abertos, a coluna alinhada em relação ao pescoço e com a cabeça apoiada no antebraço materno.

Posições alternativas podem diminuir a quantidade de lesões por revezar o local de trauma mamilar a cada mamada (por exemplo: a posição invertida do recém-nascido - com a criança abaixo do braço da mãe, na região lateral, com a barriga do bebê voltada para o tronco da mãe e com as pernas viradas para as costas dela).

Figura 1.25 | **Amamentação.**
Fonte: Elaborado pela autoria.

DICA

Caso seja necessário retirar a criança da mama durante a mamada, a mãe deve introduzir o dedo mínimo na boca do recém-nascido, fazendo com que ele o sugue, diminuindo a tração sobre o mamilo antes de retirá-lo da boca do bebê.

A alternância das mamas também deve ser observada. A primeira mama oferecida sempre é esvaziada com maior eficácia (processo que varia muito entre as crianças - podendo variar de 20 minutos até mais de 1 hora). Revezá-las quanto ao início de cada amamentação faz com que a produção de leite entre as mamas seja equiparada e, além de oferecer maior aporte para o recém-nascido, evita discrepância entre seus tamanhos após essa fase.

A paciente deve novamente procurar por avaliação médica 7 a 14 dias após o parto. Usualmente, essa avaliação serve para observar a amamentação, a recuperação do processo cicatricial, a involução do útero característica do período e alterações emocionais da puérpera.

IMPORTANTE

O pós-parto é uma fase especial, mas também bastante difícil para as mulheres e suas famílias. Ter uma "rede de apoio" para ajudá-la com tarefas habituais e com os cuidados do recém-nascido e para incentivá-la no processo de amamentação pode potencializar a chance de sucesso do aleitamento exclusivo e diminuir as alterações emocionais características desse período.

DEPRESSÃO PÓS-PARTO

Ana Merzel Kernkraut

A gestação e o parto são momentos singulares e marcantes na vida de uma mulher e socialmente estão associados a um momento de felicidade, entretanto muitas mulheres não conseguem viver este período de pós-parto de maneira plena.

Nas primeiras semanas após o nascimento do bebê, a mãe está conhecendo e se adaptando à nova rotina com seu bebê, que inclui alimentação, troca de fraldas, banho e atenção constante. Toda esta nova demanda, aliada às alterações hormonais, fisiológicas, psicológicas, familiares e sociais próprias do pós-parto, pode levar a mulher a uma fragilidade psíquica.

Durante estes primeiros dias, tudo pode ser motivo para um pequeno drama: gestos, palavras, dificuldades que tomam proporções enormes. Quando estas alterações de humor ocorrem de maneira consistente com duração e intensidade exacerbadas, a mulher pode estar sofrendo de depressão. As alterações de humor no pós-parto dividem-se em *baby blues* (tristeza materna), depressão pós-parto e psicose puerperal.

O QUE É?

"Baby Blues", tristeza materna ou tristeza puerperal é a forma mais leve dos quadros depressivos, caracterizado por um estado de super sensibilidade, podendo ocorrer mudança de humor repentina no qual a mulher entristece, chora e, quando questionada, não sabe explicar o motivo exato desta tristeza súbita.

A incidência do *baby blues* é de 50 a 85% no puerpério. Os sintomas descritos são: tristeza choro fácil, irritabilidade, insônia, inapetência e falta de energia.

Normalmente, os sintomas iniciam-se logo após o parto e podem durar cerca de 2 semanas, desaparecendo espontaneamente sem causar prejuízo para a mãe ou para a relação mãe e bebê. Recomenda-se que a mãe descanse, mesmo que por períodos curtos, peça ajuda para tarefas que realizava sozinha anteriormente, converse com seu companheiro, família, amigos e com seu médico, pois ele pode orientá-la sobre o que está acontecendo neste momento.

Na **depressão pós-parto**, os sintomas têm semelhança com aqueles observados nos quadros depressivos em outros momentos da vida, mas são únicos quanto ao seu momento de ocorrência e por afetarem a relação mãe-bebê ou mesmo toda a unidade familiar. A incidência de depressão pós-parto é de 10 a 20% das mulheres no puerpério.

Existem alguns fatores que podem contribuir para o desenvolvimento da depressão pós-parto:

- estresse sócio econômico (instabilidade financeira, carreira profissional, perda de emprego), separação conjugal, falta de apoio social ou do companheiro(a);
- gestação não planejada;
- reprodução assistida;

- gravidez de bebês múltiplos;
- nascimento prematuro do bebê;
- luto;
- história psiquiátrica pessoal ou familiar pregressa.

Os sintomas podem ocorrer diariamente ou quase todos os dias e devem estar presentes pelo menos por 2 semanas consecutivas. Os sintomas descritos são similares aos do *baby blues*, porém mais intensos e incluem: dificuldade de cuidar do bebê, choro, dificuldade para dormir, mudanças no apetite, sensação de inutilidade, falta de energia, dificuldade de concentração, descuido com a aparência, ansiedade e preocupação, hostilidade e raiva.

Normalmente, os sintomas iniciam-se nos primeiros 30 dias após o parto e apresentam melhora em um período de 3 a 6 meses. Nos casos mais graves, os sintomas podem persistir por até 1 ano após o parto.

IMPORTANTE

É importante se fazer o diagnóstico precocemente, pois a resposta ao tratamento será mais rápida. A forma de tratamento pode incluir psicoterapia e farmacoterapia.

Psicose puerperal é um quadro raro e de maior gravidade. Os sintomas são parecidos com os apresentados na depressão pós-parto, mas aparecem com maior intensidade. A mulher pode perder o contato com a realidade, ter alucinações auditivas ou visuais, insônia, raiva e comportar-se de maneira estranha.

A incidência é de 1 caso para 500-1000 nascimentos. O início é rápido, habitualmente nos primeiros dias até 2 a 3 semanas após o parto.

O tratamento deve ser rápido, inclui medicação e, na maioria das vezes, internação hospitalar, pois estas mães podem atentar contra sua própria vida, bem como causar riscos ao bebê.

Depressão Pós-Parto paterna é um aspecto que também deve ser considerado e que está associado a diversos fatores, entre eles a depressão pós-parto materna.

Apesar de a Organização Mundial da Saúde (OMS) não recomendar a avaliação de depressão pós-parto em homens, sabe-se que a doença tem impacto no relacionamento conjugal, na economia e no desenvolvimento da criança. Um estudo aponta que pais que apresentam depressão pós-parto percebem seus filhos com temperamento mais difícil do que pais sem este quadro. São observados: episódios de choro mais prolongados, dificuldade alimentar e de sono e há probabilidade de desenvolver um padrão de apego mais inseguro.

A depressão pós-parto masculina pode se manifestar por comportamentos de hostilidade, conflito, raiva, dificuldade de aderir a uma rotina de trabalho ou esporte, promiscuidade sexual e consumo de substâncias (álcool e drogas). Por isso se faz necessária a investigação adequada para encaminhamento e instituição de terapêutica adequada.

2

CRESCIMENTO E DESENVOLVIMENTO – O RECÉM-NASCIDO

Coordenador: Romy Schmidt Brock Zacharias

AS PRIMEIRAS HORAS DO BEBÊ

Renata de Araújo Monteiro Yoshida / Victor Nudelman

O nascimento de um bebê é um momento muito especial. Um bebê maduro é fruto do processo de desenvolvimento do feto durante as 40 semanas de gestação. Após esse período, o bebê deverá ter condições de sobreviver fora do útero, respirar por conta própria, manter a temperatura do corpo, chorar quando se sentir incomodado e sugar o seio materno.

A transição entre a vida intrauterina e a vida extrauterina envolve mudanças rápidas no modo de funcionamento de alguns órgãos do bebê. Durante as primeiras respirações, os pulmões, que antes eram preenchidos por líquido amniótico, passam a ser preenchidos por ar. A troca de oxigênio e gás carbônico, que se fazia nos vasos sanguíneos da placenta, passa a ser feita nos vasos sanguíneos dos pulmões do bebê.

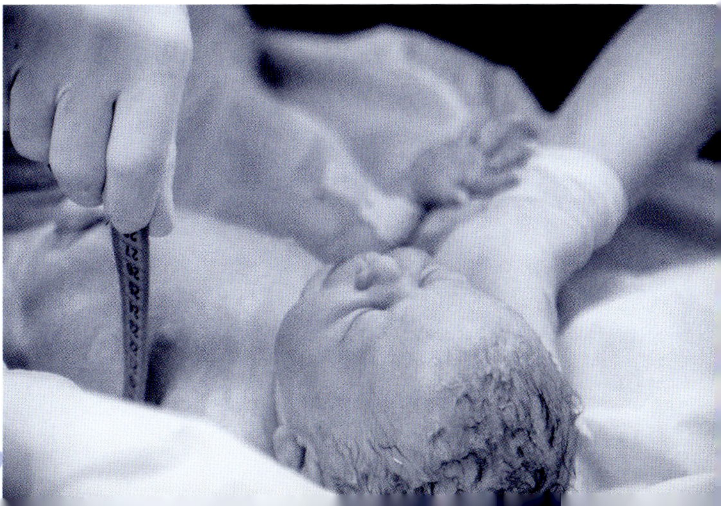

Figura 2.1 | **Nascimento.**
Fonte: Vidal Balielo Jr./Pexels.

Esse processo desencadeia também mudanças no sistema cardiocirculatório do bebê. Os pais não precisam ficar preocupados, é normal que o bebê nasça mais molinho, com pouca movimentação e com a coloração da pele mais arroxeada. Conforme o bebê inicia a respiração, os pulmões vão sendo aerados e oxigenados e o bebê se torna corado, mais ativo, flexiona e estende os braços e as pernas repetidamente e produz um choro mais forte.

A maioria dos bebês irá chorar após o nascimento e conseguirá fazer essa adaptação sem dificuldades. Nesse caso, o obstetra deve esperar e só separar o bebê da placenta após a pulsação do cordão ter cessado, o que costuma variar entre 1 e 3 minutos. Essa prática é chamada de "clampeamento fisiológico do cordão umbilical" e está associada a uma melhor transição cardiocirculatória e redução da chance de anemia nos primeiros 6 meses de vida.

Aproximadamente 1 em cada 10 bebês precisará de ajuda para iniciar e manter a respiração após o nascimento, por essa razão, ao nascer, o bebê deve ser assistido por um pediatra especializado em recém-nascidos, o neonatologista. Sua presença é importante para detectar rapidamente qualquer problema que atrapalhe a adaptação do bebê à vida extrauterina e, se necessário, ajudar prontamente o bebê a respirar. Nessa situação, será realizado o clampeamento imediato do cordão umbilical e o bebê será levado para o berço de reanimação, onde o neonatologista irá atendê-lo.

IMPORTANTE

O primeiro minuto de vida do bebê é chamado de "minuto de ouro". A Sociedade Brasileira de Pediatria recomenda que, caso o bebê não respire após o nascimento, o neonatologista inicie a ventilação desse bebê nos primeiros 60 segundos de vida. Estudos demonstram que dessa forma há redução do risco de asfixia perinatal e melhor evolução neurológica.

O neonatologista irá manter o bebê aquecido, se necessário irá aspirar o nariz e a boca para desobstruir as vias aéreas e ajudar o bebê a iniciar e manter a respiração. A maioria dos bebês melhora com essas medidas iniciais, porém alguns bebês necessitam de manobras avançadas de reanimação, que serão explicadas aos pais após sua estabilização.

IMPORTANTE

A primeira hora de vida do bebê é chamada de "hora de ouro". O contato pele-a-pele entre mãe e bebê na primeira hora de vida favorece o fortalecimento do vínculo afetivo, o desenvolvimento da imunidade do bebê e a amamentação. Independentemente da via de parto, vaginal ou cesárea, se o bebê estiver em boas condições clínicas, ele será colocado sob o abdome ou colo materno, em contato direto com a pele, para que o calor da mãe o aqueça. Nesse momento, geralmente o bebê fica mais calmo, reconhece a voz e os batimentos cardíacos da mãe.

A primeira mamada deve ser realizada ainda na primeira hora de vida, dessa forma o bebê recebe o colostro, chamado de "primeiro leite". O colostro é rico em componentes imunológicos, células de defesa e anticorpos. O principal anticorpo do colostro é a IgA secretora. Esse anticorpo recobre a mucosa do trato respiratório e intestinal do bebê e confere proteção contra as doenças que a mãe já teve. Existem evidências mostrando que a amamentação na primeira hora aumenta as chances de o aleitamento ser mantido até pelo menos os 6 primeiros meses de vida.

Além do benefício na amamentação, o contato pele-a-pele entre mãe e bebê ajuda na colonização do bebê por bactérias da mãe. Dessa forma, o bebê vai formando sua flora com bactérias "benéficas".

Ainda na sala de parto, o neonatologista fará o exame físico do bebê para detectar precocemente qualquer alteração. Fará as medidas dos perímetros cefálico e torácico, comprimento e peso. São colocadas pulseiras nos punhos dos recém-nascidos e das mães com o seu nome completo e seu número de prontuário. Nos casos de gêmeos, cada um é identificado como primeiro, segundo, terceiro gemelar seguido do nome da mãe. A pulseira de identificação deve permanecer no bebê até o momento da alta hospitalar.

Também na sala de parto é feita a impressão da planta dos pés com tinta de carimbo num documento oficial do prontuário médico. Depois a maternidade emite a declaração de nascido vivo, que será usada pela família para fazer a certidão de nascimento do bebê.

São realizados dois procedimentos de forma universal nos recém-nascidos: um colírio à base de nitrato de prata será aplicado para prevenir a infecção gonocócica ocular, conforme lei estabelecida no país; e uma injeção intramuscular de vitamina K1 será aplicada na coxa do bebê, para prevenir a doença hemorrágica que pode ocorrer nos primeiros meses de vida.

O QUE É?

Se o bebê nascer com idade gestacional menor de 37 semanas, ele será classificado como pré-termo ou prematuro. Se nascer após 42 semanas de gestação, será classificado como pós-termo. Bebês com peso ao nascimento menor do que 2500g são classificados de baixo peso.

Alguns bebês, como os prematuros, baixo peso ao nascer, filhos de mães com diabetes, pequenos para a idade gestacional ou grandes para a idade gestacional, têm maiores chances de hipoglicemia ou diminuição da glicose do sangue; esse grupo faz controles do nível de glicose do sangue nos primeiros dias de vida.

Quanto mais prematuro for o bebê, maiores serão as chances de necessitar de apoio para adaptação à vida extrauterina. Pode ser necessário o uso de uma incubadora para manter a temperatura corpórea do bebê, infusão de leite por sonda gástrica, quando não tiver sucção madura, ou mesmo infusão de líquidos pela veia. Alguns bebês apresentam desconforto respiratório após o nascimento e podem precisar de oxigênio ou outros aparelhos que os ajudem a respirar.

A seguir, listamos algumas características do bebê e os testes de triagem realizados na maternidade.

CARACTERÍSTICAS DOS BEBÊS

Os sinais vitais são verificados da seguinte maneira:

- **Temperatura:** é obtida mediante colocação de um termômetro na região axilar, a temperatura média normal no período neonatal é entre 36,5°C e 37,5°C.

- **Frequência cardíaca:** é mais "acelerada" do que em crianças maiores e em adultos, os valores variam de 100 a 160 batimentos por minuto: a frequência pode ser mais baixa quando o bebê está dormindo e mais rápida quando está chorando.
- **Frequência respiratória:** valores variam de 30 a 60 incursões respiratórias por minuto. Alguns bebês prematuros necessitam de monitorização da frequência respiratória pelo risco de apneia ("esquecer de respirar").

Quanto mais prematuro for o bebê, maior a chance de apresentar imaturidade do centro respiratório e dificuldade para respirar. Esse bebê irá necessitar, muitas vezes, de oxigênio ou aparelhos de ventilação para ajudá-lo nesta fase.

O pediatra irá avaliar o formato e tamanho da **cabeça**, posição das suturas ósseas e das fontanelas. O bebê de termo tem um perímetro cefálico em torno de 33 a 36 cm e é usualmente 1 a 2 cm maior que o perímetro torácico. A fontanela anterior ("moleira") mede em torno de 2 a 6 cm de diâmetro. É comum a presença da bossa serossanguínea, resultante da passagem da cabeça pelo canal vaginal, fazendo com que o aspecto da cabeça seja alongado e mais "mole". Não é considerada um trauma de parto, desaparecendo em poucos dias.

Após o nascimento, os bebês recebem a instilação do colírio de nitrato de prata nos **olhos** para prevenção da infecção ocular gonocócica (Credê). Alguns bebês podem apresentar uma irritação ocular após a administração do colírio, chamada de "conjuntivite química". A evolução é benigna e a conjuntivite desaparece em poucos dias sem necessidade de tratamento. Durante o parto também pode ocorrer uma hemorragia subconjuntival, provocada pela rotura de pequenos vasos capilares. A evolução é benigna e a hemorragia desaparece em poucos dias, sem necessidade de tratamento.

Desde as primeiras horas de vida, o **padrão respiratório**, o movimento torácico e a simetria são avaliados. Contar a frequência respiratória e observar o esforço que o bebê faz para respirar auxilia no diagnóstico de uma insuficiência respiratória (gemido na expiração, batimento das asas do nariz ou retrações abaixo das costelas).

A ausculta pulmonar e cardíaca é realizada pelo pediatra ao nascimento e no exame físico diário. Como o bebê nos primeiros dias de vida ainda está no período de transição cardiocirculatória, em alguns casos é auscultado um sopro cardíaco; a persistência do sopro nos primeiros dias de vida pode indicar ao pediatra o exame ecocardiograma para avaliar essa transição cardiocirculatória ou uma persistência da comunicação entre câmaras cardíacas.

É comum que tanto meninas quanto meninos apresentem tecido mamário saliente (mamas). Isso ocorre devido à exposição intrauterina aos hormônios maternos. Não se deve, sob nenhuma hipótese, espremer o tecido mamário, pois isso pode levar a uma infecção e até formar abscessos. Com o passar do tempo, esse inchaço nas mamas irá desaparecer completamente.

O **abdome** do bebê é globoso. O pediatra avalia se há distensão, dor à palpação ou alteração nos ruídos do intestino. O umbigo é examinado para pesquisa do número de vasos (duas artérias e uma veia) e higienizado com álcool 70%. Geralmente o coto umbilical vai ficando seco e duro, e cai até 14 dias de vida.

Durante o parto ou na presença de lesão nos mamilos da mãe, o bebê pode deglutir sangue. O sangue pode ser irritante gástrico e o bebê pode ficar nauseado, apresentar regurgitações e dificuldade de mamar. Nesses casos pode ser necessário realizar uma lavagem gástrica para atenuar esses sintomas do bebê.

Os **genitais** são avaliados da seguinte maneira: no menino, o pediatra examina o pênis, a posição do meato uretral, o tamanho e aspecto da pele da bolsa escrotal, e palpa os testículos; na menina, são avaliados os lábios, o clitóris e se o hímen é perfurado.

Com frequência pode ocorrer saída de uma secreção esbranquiçada e até perda sanguínea pela vagina, que pode durar alguns dias. Essa secreção decorre da impregnação de hormônios maternos. Não se preocupe, esta secreção desaparecerá sozinha, sem nenhum tratamento.

O bebê deve urinar nas primeiras 24 horas de vida. Grande parte dos bebês apresenta **diurese** logo após o nascimento, ainda na sala de parto. É comum que a urina do bebê tenha um sedimento alaranjado, chamado de "urato".

É muito importante examinar a permeabilidade do **ânus** como também a sua posição. As primeiras fezes do bebê (geralmente verde-escuras) são denominadas "mecônio". Esse é o resultado das secreções intestinais que foram produzidas no período fetal e sua primeira eliminação deve ocorrer em até 48 horas de vida.

O bebê em aleitamento materno apresenta fezes mais líquidas e em maior número de vezes por dia. Pode ficar até 48-72 horas sem evacuar, sem que isso signifique qualquer doença. Não se aflija. Se o seu bebê não evacuar todos os dias e estiver calmo, aguarde, pois ele estabelecerá seu próprio ritmo.

O pediatra realiza o exame dos **ossos** do corpo para avaliar a ocorrência de fraturas e malformações. Ao nascimento, pode ocorrer fratura de clavícula durante o desprendimento dos ombros no parto. A evolução é benigna, não necessita de imobilização. Quando o bebê tem dor, seu braço pode ser preso na roupa, em posição de tipoia e medicamentos analgésicos podem ser administrados. É importante orientar aos pais que, em aproximadamente 2 semanas, começa a aparecer uma calosidade exuberante na região da fratura - esse é o calo ósseo, que diminuirá com o tempo e remodelação.

As mãos e os pés são examinados para avaliar as pregas palmares e plantares, presença de dedos extranumerários (polidactilia) ou dedos unidos (sindactilia).

Faz parte do exame osteoarticular a manobra de Ortolani para a pesquisa de displasia do desenvolvimento do quadril (ver Teste do Quadril).

A **pele** do bebê é macia, lisa e rósea. Logo após o nascimento, a pele está úmida e recoberta por grumos brancos, chamados de "vérnix caseoso" ou "*caseum*". É parecido com um creme branco que forma uma capa protetora da pele e é responsável por diminuir a perda de calor e conferir proteção contra infecção. Quanto mais maduro for o bebê, maior será a descamação da pele, observada principalmente nas mãos e nos pés.

O pediatra examina a pele e observa se tem lesões ou manchas. Algumas lesões cutâneas transitórias podem aparecer nos bebês, como:

- **Miliária:** são múltiplos pontos esbranquiçados no nariz, testa queixo e bochechas. São lesões benignas e representam cistos em comunicação com os folículos sebáceos. Ocorre em aproximadamente 40% dos bebês de termo e desaparecem dentro de poucas semanas.
- **Eritema tóxico:** são numerosas áreas avermelhadas na pele com uma pápula branca amarelada no centro. Geralmente aparecem com 48 horas de vida e regridem espontaneamente no final da primeira semana de vida.
- **Mancha mongólica:** é uma mancha hiperpigmentada de cor azulada escura ou cinza escura, usualmente localizada na região lombar ou nas nádegas. É mais frequente em bebês asiáticos, negros e índios. É causada pela pigmentação da pele, consequente à mistura de etnias e tende a desaparecer na primeira infância e não traduz nenhum problema e não é um hematoma!

O QUE É?

A coloração amarelada da da pele e das mucosas é chamada de "icterícia". É uma condição normal do bebê e, portanto, chamada de icterícia fisiológica. Em bebês de termo, a icterícia aparece no segundo dia de vida e alcança a maior intensidade entre o 3º e 4º dias.

A icterícia aparece quando uma substância chamada "bilirrubina" se deposita na pele. Ocorre em 80% dos bebês e tem progressão craniocaudal, isto é, começa a aparecer na face e depois progride para o pescoço, tronco e membros. Os bebês têm uma produção maior de bilirrubina e dificuldade em sua eliminação. Esse pigmento deveria ser removido pelo fígado, no entanto esse órgão ainda está imaturo para sua captação, processamento e eliminação, o que leva ao seu acúmulo na pele. Dependendo da intensidade desta icterícia (mesmo sendo fisiológica), será necessário tratamento. O tratamento utilizado é a fototerapia (banho de luz). A bilirrubina sofre mudanças na sua estrutura química sob o efeito da luz e, então, é possível eliminá-la pela urina e pelas fezes.

Não é normal o aparecimento de icterícia nas primeiras 24 horas de vida e, quando presente, pode significar incompatibilidade de grupo sanguíneo ou mesmo uma infecção. Nesse caso, a icterícia é considerada patológica e o pediatra irá iniciar a fototerapia e solicitar exames complementares para investigação.

O **peso** do bebê é verificado após o nascimento e no exame físico diário na maternidade. Em bebês de termo, é considerada normal uma perda de peso de aproximadamente 10% do peso de nascimento até o 3º dia de vida. Em bebês prematuros, essa perda de peso pode chegar a até 15% do peso de nascimento.

No final da primeira semana após o parto, a mãe terá a descida do leite (apojadura), e os bebês costumam recuperar o peso de nascimento entre 10 e 14 dias. Bebês com perda de peso acima do esperado podem apresentar hipoglicemia, desidratação e intensificação da icterícia. Nessa situação, o pediatra irá avaliar o bebê, observar as mamadas e a quantidade de diurese e solicitar controle da glicemia. Em alguns casos, pode ser necessário uso de gel de glicose, fórmula láctea como complemento ao aleitamento e até administração de soro glicosado na veia.

IMPORTANTE

O bebê dorme bastante, na primeira semana de vida a expectativa é de 20 a 22 horas de sono por dia. Geralmente o bebê dorme de 2 a 4 horas entre as mamadas. Nos períodos de despertar, deve ser oferecido o seio em livre demanda. É normal que o recém-nascido acorde duas ou três vezes à noite para mamar.

O **choro** é uma forma importante do bebê comunicar o que necessita. O bebê chora quando está com sono, com fome, com frio, com calor ou com algum desconforto. É importante que os pais mantenham a calma, algumas vezes nenhuma causa específica é encontrada ("chora por chorar!").

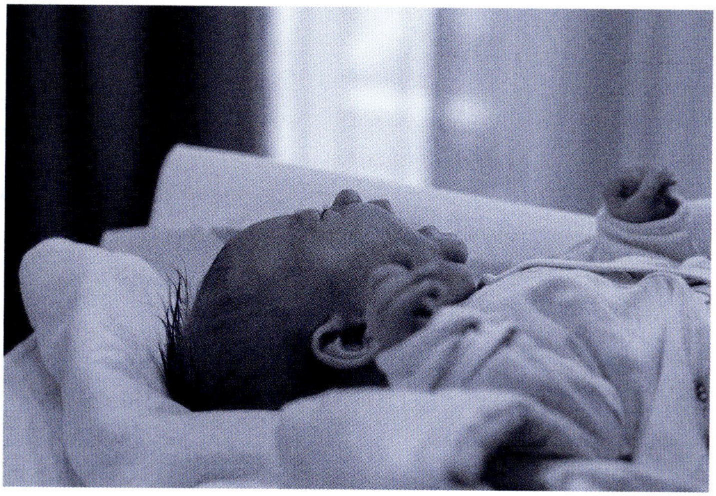

Figura 2.2 | **Choro do bebê.**
Fonte: StockSnap/Pixabay.

Listamos a seguir algumas sugestões para acalmar o choro do bebê (leia mais no Volume 3, em Situações de Destaque: Meu filho é um bebê que chora muito):

- amamentar o bebê;
- trocar a fralda;
- verificar a temperatura do bebê e se a roupa está adequada (frio ou calor);
- diminuir o estímulo do meio ambiente: reduzir o barulho (TV, telefones, rádios, falar em voz alta), diminuir a intensidade da luz, propiciar um ambiente calmo, colocar música suave, conversar com o bebê ou cantar uma música.
- dar banho: alguns bebês gostam muito de banho e a água pode ter um efeito relaxante. Um banho morno na banheira ou ofurô pode ajudar;

- fazer uma massagem suave no corpo do bebê e colocar o bebê em contato pele-a-pele com a mãe, para que possa sentir os movimentos respiratórios e o cheiro da mãe, na tentativa de trazer o conforto do ambiente uterino.

DICA

Se mesmo assim o bebê continuar chorando, os pais devem entrar em contato com o pediatra.

Testes de triagem

- **Teste do olhinho:** é a avaliação do reflexo vermelho ocular do bebê. O pediatra utiliza um oftalmoscópio e emite uma luz nos olhos do bebê, o reflexo da luz que incide nos olhos produz um reflexo de cor vermelha, como algumas vezes vemos numa fotografia. Esse teste é recomendado para diagnosticar doenças oculares congênitas como catarata e outras doenças oculares hereditárias.
- **Teste da linguinha:** é a avaliação do frênulo da língua do bebê para identificar a presença de anquiloglossia ou língua presa. De acordo com a avaliação o pediatra irá avaliar as mamadas e conversará com a família sobre a necessidade de intervenção.
- **Teste do quadril:** também chamado de "manobra de Ortolani", é realizado no exame físico diário na maternidade. O pediatra avalia a estabilidade do quadril durante manobra de flexão, rotação e abertura dos quadris do bebê. Esse exame é importante para avaliar a displasia do desenvolvimento do quadril (DDQ). Se o teste estiver alterado, o bebê deverá fazer uma ultrassonografia de quadril e ser avaliado por um ortopedista pediátrico. Bebês com apresentação pélvica ou histórico familiar têm maior risco de DDQ e, mesmo com o teste normal, devem fazer a ultrassonografia de quadril no primeiro mês de vida. O teste do quadril normal na maternidade não assegura que o bebê não vá desenvolver DDQ, portanto a manobra de Ortolani deve ser repetida pelo pediatra nas consultas de rotina.

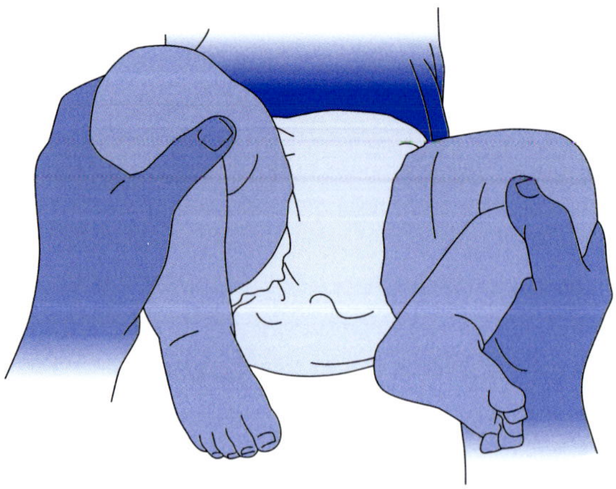

Figura 2.3 | **Manobra de Ortolani.**

Fonte: Elaborada pela autoria.

- **Teste do coraçãozinho:** é um teste de triagem para detecção precoce de algumas cardiopatias congênitas. Algumas alterações no coração são identificadas na ultrassonografia ou no ecocardiograma fetal, e outras só se manifestam após o nascimento, com a mudança do sistema cardiocirculatório. O teste do coraçãozinho deve ser realizado antes da alta hospitalar, entre 24 e 48 horas de vida. É um exame simples que mede com um oxímetro a quantidade de oxigênio que está sendo transportado no sangue (saturação de oxigênio) no membro superior e no membro inferior direitos. Quando o resultado do teste está alterado, é realizado um ecocardiograma do bebê antes da alta hospitalar.
- **Teste da orelhinha:** é um teste de triagem auditiva para detectar precocemente perdas auditivas congênitas, permitindo intervenção antes da aquisição da fala, o que possibilita um melhor prognóstico. O teste é simples e não causa desconforto. É realizado por um fonoaudiólogo e se baseia na análise das emissões otoacústicas da cóclea. Para que o teste seja válido, é necessário que a orelha média do bebê esteja permeável, sem líquido. Nos primeiros dias de vida, alguns bebês ainda têm líquido na orelha média e o teste vem alterado. Nesses casos, será recomendada a repetição do teste em 20 dias e, caso a alteração seja confirmada, o bebê será encaminhado para outros testes e acompanhamento com otorrinolaringologista.

Os pais devem sempre estar atentos e realizar estímulo auditivo. É importante saber que o teste da orelhinha normal não garante que a audição do bebê seja normal para sempre. Outros problemas ao longo do tempo podem causar perda auditiva. A família e o pediatra devem estar sempre atentos ao desenvolvimento da linguagem do bebê, pois a intervenção precoce melhora o prognóstico.

- **Teste do pezinho:** também chamado de "triagem neonatal", esse teste é obrigatório e recomendado pelo Programa Nacional de Triagem Neonatal (PNTN) do Ministério da Saúde. É um exame muito importante para diagnosticar várias doenças metabólicas, genéticas e infeciosas. O exame permite o diagnóstico dessas doenças antes do aparecimento dos sintomas, o que possibilita a instituição precoce de tratamento, reduzindo ou eliminando as consequências para o bebê. A coleta deve ser realizada a partir de 48 horas de vida e no máximo até 30 dias de vida (mais informações nesta seção em: Triagem neonatal: Teste do pezinho).

Um resultado alterado na triagem neonatal não é necessariamente diagnóstico da doença. Nesses casos, serão iniciadas medidas preventivas e solicitados exames complementares pelo pediatra, para confirmação do diagnóstico.

IMPORTANTE

Todas as características descritas não ocorrem de forma igual para todos os bebês e variações em sua forma de apresentação e em sua intensidade são muito comuns. Cada bebê é único. Após 48 horas de vida, se seu bebê estiver em boas condições clínicas, ele receberá alta. Após a alta, o bebê deverá ser avaliado pelo seu pediatra com até 10 dias de vida.

OS PRIMEIROS DIAS DO BEBÊ

Paula Alves Gonçalves

Durante os primeiros dias de vida, tanto o bebê como sua família experimentam período de grandes mudanças, adaptações e descobertas que concretizam o vínculo que se iniciou na gestação, consolidado pela rotina de cuidados com o bebê.

O bebê recém-nascido habitualmente dorme a maior parte do dia e seu sono é tranquilo e profundo, acordando geralmente na mesma posição em que foi colocado para dormir – que, nesta fase, deve ser de barriga para cima, em colchão firme, sem travesseiro ou peças soltas. Mesmo acordado, pode manter os olhos fechados, evitando a luz, embora com o passar dos dias passe a se interessar por mudanças no ambiente, procurando com os olhos luz, movimentos e sons.

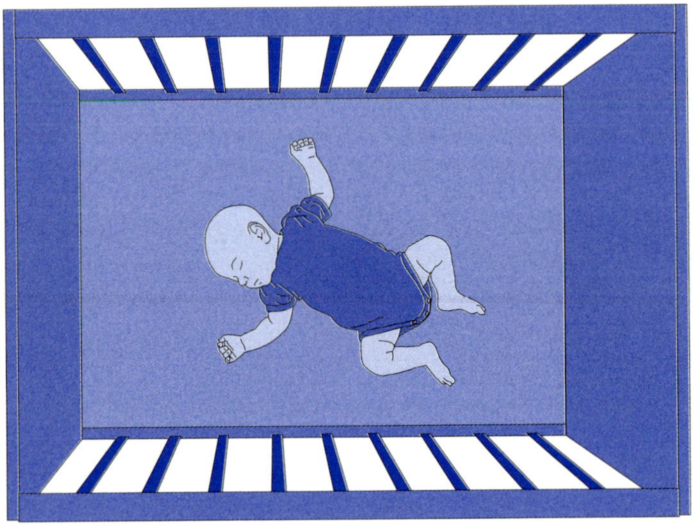

Figura 2.4 | **Sono do bebê.**

Fonte: Elaborado pela autoria.

O choro é seu meio de comunicação e pode ser motivado por diferentes causas: fome, desconforto térmico, necessidade de mudança de posição, solicitação de troca de fralda, necessidade de acolhimento ou mesmo dor. Por isso, na presença de choro, procuramos sanar as possíveis causas oferecendo resolução para as situações citadas.

DICA

Nos primeiros dias de vida, sugar pode ser a atividade mais prazerosa para o bebê e o aleitamento materno deve ser incentivado por todos da família, se a mãe assim o desejar.

Logo ao nascer, estimulamos o aleitamento materno e é provável que o bebê queira mamar em intervalos de tempo variáveis. Porém, como o aleitamento é um aprendizado tanto para a mãe como para o bebê, evitamos intervalos muito longos entre as mamadas para que ambos possam se aperfeiçoar nesta atividade, identificando possibilidades de melhorias no que diz respeito a posicionamento da mãe, pega do bebê, sensibilidade mamilar e identificação da apojadura (momento em que as mamas passam a ficar túrgidas de leite).

A produção materna vai se modificando tanto em composição como em volume com o passar dos dias e conforme o bebê estimule a lactação através da sucção ao seio; portanto mãe e bebê entram em equilíbrio quanto à oferta e demanda de nutrientes.

Espera-se que o bebê urine no primeiro dia de vida e a presença de urina a cada troca de fralda é um parâmetro que sugere boa oferta de leite para o bebê, refletindo sua adequada hidratação. As evacuações podem ter uma demora de até 2 dias para seu início, sendo seu aspecto enegrecido e pegajoso logo após o nascimento (mecônio), tornando-se amarelo-esverdeado até o fim da primeira semana de vida (fezes de transição e maduras).

IMPORTANTE

O ritmo de evacuações pode variar muito, desde bastante frequente (em todas as mamadas) até mais espaçado (dias sem evacuar), o importante é que as evacuações não sejam acompanhadas de sofrimento e que seu aspecto seja normal, sem muco nem sangue.

A pele é a grande interface do bebê com o mundo e é um dos órgãos que mais sofre adaptações após o nascimento. A mudança do meio líquido intrauterino para a exposição ao ar, logo após o parto, leva a um processo de ressecamento da pele que dura de dias a semanas e se manifesta de modo variável: desde áreas pequenas de descamação até grandes áreas com aspecto de rachadura, regiões avermelhadas ou com pequenas pústulas (glândulas obstruídas que parecem pequenas "espinhas").

A camada gordurosa que recobre a pele do bebê a termo protege sua pele deste ressecamento natural, defesa que não está presente no bebê prematuro. Para não agravar este processo de adaptação da pele, evitamos excesso de produtos químicos em roupas, uso de perfumes, banhos prolongados ou uso de sabonete em demasia.

A região do períneo pode sofrer desde o ressecamento natural até um processo inflamatório ou infeccioso, já que sofre mudanças químicas devido ao contato com urina e fezes além do uso de fralda. Portanto, esta região precisa ser mantida limpa, o que deve ser realizado com água morna e algodão em trocas frequentes. Pode ser necessário, com a orientação do pediatra, aplicação de pomada preventiva, cicatrizante ou antimicrobiana, se houver lesão ou infecção da pele.

Além da pele, também funciona como barreira protetora a camada de gordura subcutânea acumulada no 3º trimestre da gestação, o que favorece a estabilidade da temperatura corporal - mais um mecanismo de que o prematuro não dispõe, contribuindo para a necessidade de ser mantido em incubadora no início da vida.

DICA

Vestir adequadamente o bebê conforme a temperatura ambiente, a fim de deixá-lo confortável termicamente. Uma regra prática seria colocar uma camada a mais de roupa no bebê em comparação ao que estamos usando para nos sentirmos confortáveis. Outra forma de acessar o conforto térmico do bebê é tocá-lo na região do tronco observando se esta região não está nem fria nem quente ao toque, levando a crer que o bebê não está nem com frio nem com calor. Ao aferir a temperatura com termômetro axilar, esperamos que a temperatura do bebê esteja próxima de 36,5ºC.

Evitamos expor o bebê a mudanças extremas de temperatura, alterações frequentes de ambiente e contato com número grande de pessoas. O objetivo é estabelecer uma rotina que favoreça um equilíbrio entre aconchego afetivo, aleitamento e repouso. Comumente o primeiro passeio do bebê acontece da maternidade para sua casa, e o bebê deverá estar no assento apropriado para seu tamanho.

O atendimento pediátrico ao bebê inicia-se na sala de parto e repete-se de maneira diária durante a permanência do bebê na maternidade, período em que se estabelecem os parâmetros de normalidade do recém-nascido, acompanham-se a amamentação e a perda ponderal fisiológica de até 12% em relação ao peso de nascimento e investigam-se possíveis dúvidas diagnósticas com seus devidos tratamentos, quando necessário.

O tratamento mais comumente estabelecido na maternidade é a fototerapia para icterícia neonatal, processo fisiológico da primeira semana de vida do bebê.

Para promover uma infância saudável e evitar doenças preveníveis, sugere-se a aderência ao calendário vacinal que inicia no primeiro mês de vida com a aplicação da vacina BCG (dose única que protege contra formas graves de tuberculose) e vacina contra Hepatite B (primeira dose). As demais vacinas e necessidades de intervenções serão orientadas pelo pediatra da família ao longo do tempo.

Até o final da primeira semana de vida, ocorre a primeira consulta pediátrica em consultório, que dará início ao acompanhamento do crescimento e desenvolvimento. As consultas serão tão frequentes quanto necessário para que o bebê e a família estejam em segurança, garantindo uma puericultura adequada com a consolidação da rotina de cuidados com o bebê.

CUIDADOS COM O BEBÊ

Ana Carolina Guimarães Eisencraft / Simone Brandi

O BANHO

O banho diário é um evento especial para você e seu bebê. É um momento de interação, de troca de carinho e de olhares. A água, o toque suave e a massagem proporcionam ao bebê conforto e relaxamento. As práticas do banho são influenciadas por experiências anteriores e fatores culturais.

DICA

Os primeiros banhos podem gerar algumas inseguranças, mas são rapidamente vencidas. Não existe uma única técnica correta, ela pode variar de acordo com cada família, o banho certo é aquele que você observa que o seu bebê está realmente apreciando.

Muitos pais perguntam qual o melhor horário do banho. Certamente, o horário ideal é aquele que se enquadra na rotina diária dos pais, quando não estão apressados e provavelmente não serão interrompidos. Alguns pais optam por banhos matinais quando os bebês estão mais alertas, outros, preferem fazer o banho na hora de dormir como parte de uma rotina para acalmar e relaxar o bebê.

Outra questão importante é relacionada ao melhor local para realizar o banho. O banho pode ser realizado no banheiro ou no quarto. Se houver espaço no banheiro, sem dúvida é o mais prático, mas devemos priorizar o ambiente mais quente e sem correntes de ar, com uma superfície plana segura que funcione como trocador.

O primeiro passo, antes de iniciar o banho, é organizar todos os materiais necessários e rever mentalmente a lista:

- sabonete neutro;
- toalha;
- fralda descartável;
- cotonete;
- pente ou uma escova macia.

As roupas do bebê podem ser dispostas já na sequência que serão vestidas. Desta forma, vocês não precisam sair para buscar algum item em falta.

O bebê tem a pele muito macia e delicada e, para evitar o risco de machucá-la ou arranhá-la, procure manter as unhas curtas e retirar joias e relógio.

A quantidade de água na banheira deve ser suficiente para chegar um pouco acima do umbigo do bebê, estando ele deitado sobre o seu braço, numa inclinação de cerca de 30 graus. O excesso de água faz o bebê flutuar e torna o banho um pouco mais difícil para a mãe. Com pouca água na banheira, ela esfria, e o banho torna-se desagradável para o bebê.

A água do banho não precisa ser fervida e deve estar numa temperatura adequada. Para isto, primeiramente coloque água fria (para evitar queimaduras) e posteriormente adicione água quente.

É muito importante testar a temperatura da água antes de iniciar o banho. Você pode verificar se a água está morna colocando a região anterior do seu antebraço na banheira. Não é necessário medir a temperatura da água com termômetro.

Na escolha do sabonete, sabemos que existem muitas opções no mercado para recém-nascido, mas opte por um sabonete neutro, que não altera o pH e não irrita a pele, o sabonete ideal apresenta pH (média da acidez) entre 4,5 e 6,5.

Para iniciar o banho, comece tirando as roupinhas do bebê e a fralda. É necessário realizar a limpeza da área suja (períneo) com algodão e água morna, obedecendo-se sempre o sentido de cima para baixo, isto é, em direção à região anal.

O posicionamento seguro na banheira ajudará seu bebê a se sentir confortável, utilize sua mão dominante para apoiar a cabeça e o pescoço do bebê e a outra mão guia o bebê para dentro da água iniciando pelos pés. Descubra a posição preferida do seu bebê na banheira: alguns preferem ficar de bruços, outros de frente e poucos desejam sair logo da água. Em geral, alguns minutos de relaxamento dentro da água são muito agradáveis e prazerosos. Atenção para a posição de bruços para não deixar o bebê colocar inadvertidamente o rosto na água.

Você pode iniciar o banho lavando o rostinho do bebê sem sabonete, em seguida, com o sabonete neutro lavar a cabeça e o restante do corpo. O coto umbilical pode ser molhado normalmente durante o banho. Lave todo o corpo com delicadeza sem esfregar a pele e evitar o uso de esponjas. Atenção nas áreas de dobras, embaixo dos braços, atrás das orelhas, ao redor do pescoço e na área da fralda. Não há necessidade de virar o bebê na banheira, pois com a sua mão livre é possível lavar todo o corpinho.

Após o banho, você pode envolver o bebê com uma toalha macia e iniciar secando o rosto, a cabeça e a seguir o restante do corpo, não esquecendo as dobrinhas, use a toalha com suavidade. Ao vestir a fralda, tenha o cuidado de não apertar a barriguinha. Se o coto umbilical ainda estiver presente, é muito importante a limpeza do local.

IMPORTANTE

Não existe nada mais gostoso do que o "cheirinho do bebê", por isso a aplicação de loções ou talcos é desnecessária e pode causar irritação.

Na escolha das roupinhas, prefira as de tecido macio, sem muitos enfeites e, principalmente, que sejam adequadas ao clima. Muitas vezes, acreditamos que o bebê sente muito frio, colocamos excesso de roupa e o bebê fica irritado.

Os cotonetes podem ser utilizados para secar os contornos da orelha. É recomendado **não** introduzi-los no ouvido e nas narinas, pois podem causar ferimentos. Finalmente, você pode caprichar no penteado usando uma escovinha de cerdas macias.

Um importante cuidado para evitar acidentes é nunca deixar seu bebê sozinho na banheira ou no trocador.

O único cuidado com as unhas é mantê-las curtas a fim de evitar que o bebê se arranhe, para isso, você pode usar uma lixa macia e aproveitar o momento após o banho se o bebê estiver calmo, ou lixá-las delicadamente quando o bebê estiver dormindo.

CUIDADOS COM O COTO UMBILICAL

Logo após o nascimento, o cordão umbilical que ligava o bebê à sua mãe é cortado e clampeado pelo obstetra. O coto umbilical é essa pequena parte do cordão umbilical de aproximadamente 3 cm que permanece presa no abdome do bebê. Esse "clamp" plástico permanece no coto umbilical por 1 ou 2 dias, sendo removido antes da alta hospitalar.

No primeiro dia de vida do bebê, o coto umbilical tem aspecto gelatinoso, amolecido e esbranquiçado. A cada dia, torna-se mais escuro e ressecado até cair espontaneamente por volta de 15 dias. Em alguns casos, esse prazo pode aumentar ou diminuir sem que isto represente um problema.

Um cuidado especial neste começo de vida é a limpeza do coto umbilical com cotonete umedecido com álcool a 70 % a cada troca de fralda e também após o banho. Antes de fazer a limpeza do coto, higienize as mãos lavando-as com água e sabão ou usando álcool em gel. Umedeça as duas extremidades do cotonete e passe-as na base do coto, isto é, entre o coto e a pele. Repita o processo até que o cotonete saia limpo. Algumas mães se preocupam com este procedimento, mas não há nenhum risco e nenhuma dor para o bebê. Se ele começar a chorar, provavelmente é decorrente do contato com o líquido frio da ponta do cotonete. É desaconselhável o uso de faixa abdominal, assim como curativos oclusivos ou outros produtos não recomendados pelo seu pediatra.

Orientamos que, no fechamento da fralda, deve-se manter o coto descoberto e acima da fralda, para evitar o contato com a urina.

IMPORTANTE

Um sinal de alerta que deve ser observado é no caso de a região próxima do coto apresentar-se avermelhada, com odor desagradável ou com presença de secreção ou sangramento. Em qualquer uma destas situações, entre em contato com o seu pediatra.

TROCA DE FRALDA

A fralda limpa deixa o bebê muito mais confortável, e a limpeza da pele com a remoção de resíduos de fezes e urina ajuda a prevenir assaduras, que são dolorosas para o bebê. O tamanho da fralda precisa ser adequado ao peso do bebê. Fralda menor que o peso do bebê aperta e incomoda, e o uso de fralda maior pode ocasionar vazamentos.

Antes de começar a troca da fralda, tenha em mente que alguns bebês podem urinar ou apresentar fezes quando as fraldas são retiradas, portanto manter um apoio embaixo do bebê pode evitar que, caso isto ocorra, a sujeira se espalhe por toda superfície.

A fralda deve ser trocada sempre que estiver molhada ou com fezes. É recomendada a utilização de algodão umedecido com água morna, sendo desnecessário o uso de outros produtos.

DICA

Toalhas umedecidas podem facilitar as trocas de fraldas durante passeios com crianças maiores, entretanto alguns componentes químicos podem causar irritação na pele do bebê. É prático manter uma garrafa térmica com água morna, um pote de algodão e um pacote de fraldas próximo ao trocador.

Na troca de fralda, se ela estiver com grande quantidade de urina e fezes, dobre a parte anterior da fralda embaixo do bumbum do bebê, isto pode ajudar a limpar grande parte dos resíduos antes de colocar a fralda limpa. Você pode levantar as pernas do bebê com uma das mãos e colocar uma fralda limpa embaixo do bumbum com a outra mão.

A limpeza deve ser em sentido único e em direção ao ânus para evitar contaminação da uretra com resíduos de fezes. Nos primeiros dias de vida, as meninas podem apresentar uma secreção esbranquiçada ou ligeiramente sanguinolenta pela vagina causada pela passagem de hormônios maternos durante a gestação. Isso é absolutamente normal. Nos meninos, não é aconselhável tentar descolar o prepúcio da base da glande do pênis. Essa separação ocorre naturalmente, com o passar dos meses ou anos. Apenas tente remover, de forma delicada, a massa branca que fica entre o prepúcio e a glande, mais para a ponta do pênis (a massa branca que se acumula entre a pele do prepúcio e a glande é chamada de "esmegma").

A fralda limpa deve ser centralizada entre as pernas e no mesmo nível nas costas e na barriga. Checar se as fitas adesivas estão fixadas adequadamente e se as bordas elásticas estão posicionadas ao redor das pernas para evitar vazamentos.

Caso o bebê apresente assadura, pode ser aplicada uma grossa camada de creme protetor com óxido de zinco, preferencialmente sem fragrância, que formará uma barreira entre a pele e o conteúdo da fralda.

Se seu bebê for postectomizado (ou circuncidado) logo após a cirurgia, a higiene do local deve ser realizada de forma muito suave, seguida da aplicação do medicamento, conforme recomendação médica. Se ocorrer inchaço ou sangramento, entre em contato com o cirurgião pediátrico.

TRIAGEM AUDITIVA NEONATAL

Débora Emy Nagao Alcantara

O desenvolvimento da audição tem seu início durante a gestação. As experiências auditivas desde a vida intrauterina, logo após o nascimento e ao longo dos primeiros meses de vida, influenciarão todo o processo de aquisição e desenvolvimento de fala e da linguagem da criança.

Por que o recém-nascido deve realizar a triagem auditiva (teste da orelhinha)?

Verificar a condição da audição no recém-nascido é um aspecto importante a ser considerado. Os estudos demonstram que em 1.000 nascimentos, 1 a 3 recém-nascidos apresentam alteração auditiva mesmo sem casos de surdez na família.

SAIBA MAIS

Em 2010, a Triagem Auditiva Neonatal Universal (TANU), também conhecida como "teste da orelhinha", tornou-se obrigatória em todo o território Nacional, com o decreto da Lei nº 12.303, de 02 de agosto de 2010. Disponível no QRCODE ao lado.

QUANDO E COMO DEVE SER REALIZADA?

A Triagem Auditiva Neonatal (TAN) deve ser realizada, preferencialmente, nos primeiros dias de vida ainda na maternidade. Caso o nascimento ocorra fora do ambiente hospitalar (em domicílio ou em unidades de saúde que não tenham disponível o serviço de TAN), ela deve ser feita ao longo do primeiro mês de vida.

Os recém-nascidos submetidos a cuidados em Unidade de Tratamento Intensivo Neonatal (UTI Neonatal) devem ser avaliados assim que apresentem condições clínicas favoráveis para tal.

Segundo as diretrizes e orientações do Ministério da Saúde (2012), do "Joint Committee on Infant Hearing" (2019) e do Comitê Multiprofissional em Saúde Auditiva (2020), devemos avaliar se o recém-nascido apresenta ou não indica dores de risco para deficiência auditiva (IRDA). Esta informação determinará qual protocolo será aplicado.

Nos recém-nascidos sem IRDA, é realizado o registro das Emissões Otoacústicas Evocadas por Estímulos Transientes (EOA), método que avalia o funcionamento da cóclea (atividade das células ciliadas externas).

Nos recém-nascidos com IRDA, recomenda-se realizar o registro das EOA combinada à avaliação do Potencial Evocado Auditivo de Tronco Encefálico Automático (PEATE-A), procedimento que avalia a condução eletrofisiológica do estímulo sonoro na via auditiva até o tronco encefálico.

IMPORTANTE

O teste é rápido, indolor, realizado preferencialmente durante sono natural e é capaz de identificar perdas auditivas a partir de 30-35 dB.

Por tratar-se de uma "triagem", o resultado é apresentado como PASSA ou FALHA, sendo o resultado PASSA indicativo de funcionamento coclear dentro do esperado. Quando ocorre FALHA no teste durante o período de internação, é imprescindível o retorno ambulatorial em 15 dias após a alta hospitalar para o reteste.

Nas situações em que o bebê apresente FALHA no reteste, recomenda-se realizar avaliação médica com especialista (otorrinolaringologista) e avaliação auditiva por meio de testes específicos para confirmar ou não a presença da alteração auditiva.

CONSIDERAÇÕES

Independentemente do resultado da triagem auditiva neonatal, uma avaliação auditiva deve ser realizada até o 3º ano de idade, ou sempre que houver suspeita de alteração auditiva por parte dos pais e/ou responsáveis.

Nas crianças com IRDA, a primeira avaliação deve ocorrer entre o 3º e o 6º mês de vida, além disso, é importante o monitoramento sequencial desse desenvolvimento.

As consultas periódicas com o pediatra são fundamentais, pois nesses momentos também são avaliados os marcadores de desenvolvimento de audição e linguagem. É importante estar atento às mudanças de comportamento auditivo nas crianças para que novas avaliações sejam realizadas sempre que necessário.

O diagnóstico da perda auditiva e a intervenção precoce (preferencialmente até os 6 meses de idade) visam minimizar impactos negativos no desenvolvimento das habilidades de comunicação, nas relações socioemocionais e futuramente no processo de aprendizado escolar.

TRIAGEM NEONATAL: TESTE DO PEZINHO

Victor Nudelman / Eliane Aparecida Rosseto Welter

O teste do pezinho é um exame feito no sangue do bebê para se detectar uma série de doenças que podem afetar seu desenvolvimento. O teste se baseia no conhecido princípio "é melhor prevenir que remediar", pois, se essas doenças forem diagnosticadas bem cedo, poderá ser feito o tratamento adequado, evitando-se consequências graves de algumas delas, como a deficiência mental e do crescimento.

No início dos programas de triagem neonatal, todas as amostras de sangue eram colhidas da parte lateral do pé do bebê e por isso o exame ficou popularmente conhecido como teste do pezinho.

O benefício da prevenção deve ser aplicado a todos os bebês. Além de ser direito da criança estabelecido por lei, a realização do teste do pezinho está incluída na rotina de assistência aos bebês nascidos no Brasil, sendo recomendada pelo Ministério da Saúde a aplicação da triagem para o diagnóstico precoce de pelo menos seis doenças:

- fenilcetonúria;
- hipotireoidismo congênito;
- doença falciforme e outras hemoglobinopatias;
- fibrose cística;
- hiperplasia adrenal congênita;
- deficiência de biotinidase.

Existem programas de triagem que aplicam um número maior de testes, dependendo de uma relação custo-benefício para a população a ser triada.

O TESTE

O ideal é colher a amostra de sangue entre o 3º e o 5º dia de vida do bebê, com pelo menos 48 horas de amamentação, pois eventuais dificuldades no metabolismo dos aminoácidos do leite já poderão aparecer no sangue do bebê.

IMPORTANTE

O prazo máximo para a coleta é até 30 dias de vida, porém, para a detecção e tratamento do hipotiroidismo congênito, quanto mais cedo for feito, melhor será o prognóstico. Os bebês prematuros por vezes são triados em uma segunda etapa, após 120 a 180 dias de vida.

A amostra de sangue pode ser coletada da região lateral externa do pezinho do bebê ou mesmo da veia do braço e é colocada sobre um papel tipo mata-borrão (papel filtro) devidamente identificado com os dados do bebê, preferencialmente com etiqueta e código de barras e enviada para o laboratório, que fará o processamento do exame.

O resultado costuma levar 1 semana para ficar pronto. Alguns laboratórios disponibilizam o resultado em 7 dias pela internet, outros enviam o resultado para a casa dos pais ou solicitam que o resultado seja retirado pelos pais na maternidade em que o bebê nasceu. Em caso de um teste ter resultado alterado, é feito um contato antes deste prazo com o médico da mãe ou do bebê ou mesmo com a própria mãe para explicar o que fazer.

O RESULTADO

O teste do pezinho é uma triagem laboratorial e, por ser muito sensível, resultados alterados não significam necessariamente que o bebê seja portador de uma das doenças triadas. Quando um resultado estiver alterado, será solicitada uma nova coleta do sangue do bebê para exames confirmatórios, indispensáveis para definir um diagnóstico. A maioria das reconvocações dá resultados normais.

Um resultado normal do teste do pezinho não garante um desenvolvimento sadio do bebê, pois nem todas as doenças que afetam o desenvolvimento são avaliadas por este teste. As doenças selecionadas para estarem no teste do pezinho são aquelas passíveis de diagnóstico e, em geral, tratamento precoce para evitar sequelas no desenvolvimento do bebê.

DOENÇAS TRIADAS NO TESTE DO PEZINHO

Fenilcetonúria

Doença causada por falta de uma substância (enzima) que transforma a fenilalanina (aminoácido) em tirosina. Ocorre um acúmulo de fenilalanina que poderá afetar o cérebro e levar à deficiência mental. O nome da doença provém do fato de haver eliminação excessiva de fenilalanina na urina; esta fica com um odor semelhante ao do mofo pelo excesso de ácido fenilacético.

Os bebês portadores desta doença nascem normais, mas conforme recebem alimentos ricos em fenilalanina, passam a acumulá-la no corpo sem conseguir metabolizá-la. A frequência desta doença é de 1 caso em cada 10.000 recém-nascidos.

IMPORTANTE

A fenilcetonúria é transmitida por meio dos genes dos pais. Se ambos os pais forem portadores (heterozigotos), existirá então uma chance de 25% de terem um filho doente (homozigoto).

O diagnóstico precoce da doença suspeitado pelo teste do pezinho se faz quando o nível de fenilalanina no sangue for acima de 20 mg/dL e o nível de tirosina no plasma for normal ou reduzido.

A causa mais comum de aumento de fenilalanina no sangue do RN é uma circunstância transitória chamada "tirosinemia transitória". Nesta condição, ocorre aumento tanto de tirosina como de fenilalanina por atividade inadequada da enzima que age sobre a tirosina e é dependente de vitamina C. Isto pode ocorrer em recém-nascidos de termo e principalmente em recém-nascidos prematuros porque as vias metabólicas da fenilalanina só se desenvolvem a partir dos últimos meses da gravidez. A tirosinemia transitória geralmente regride, não implicando os mesmos riscos da fenilcetonúria.

O tratamento da fenicetonúria se faz pela exclusão de fenilalanina da dieta e tem bom prognóstico para o desenvolvimento do sistema nervoso, principalmente se iniciada antes de 3 semanas de vida.

Hiperfenilalaninemia

Acomete o recém-nascido que tem fenilalanina alta, com tirosina baixa ou normal. Não é a forma grave da fenilcetonúria. É causada por deficiência na atividade de biopterina. Nestes casos, os níveis plasmáticos de fenilalanina não ultrapassam 20 mg/dL e podem responder a uma dieta com restrição proteica.

Hiperfenilalamina materna ou excesso de fenilalanina no sangue da mãe gestante constitui um problema importante que requer tratamento rigoroso antes da concepção e durante a gravidez, para evitar dano cerebral no feto, como a microcefalia.

Galactosemia

É a deficiência da enzima galactosefosfatouridil-transferase, responsável pelo processamento da galactose, o açúcar contido no leite. Quando crianças deficientes desta enzima ingerem leite, ocorre acúmulo de galactose nas células do fígado, rins, cérebro e olhos, acarretando prejuízo para esses órgãos. Sintomas da doença: problemas de coagulação, pele e mucosas amareladas (icterícia), baixa de glicose no sangue, excesso de glicose na urina, excesso de acidez no sangue e catarata.

A galactosemia é transmitida por meio de genes dos pais e de forma recessiva. Ocorre numa frequência de 1 criança doente em cada 60.000 nascimentos.

O diagnóstico precoce por meio do teste do pezinho pode evitar o agravamento das consequências do excesso de galactose no corpo. Nestes casos, cessa-se a ingestão de leite ou de substâncias que contenham lactose e galactose.

Deficiência de biotionidase

É a deficiência da enzima que reaproveita uma vitamina chamada "biotina" e resulta na falta desta vitamina. As crianças com esta deficiência podem ter convulsões, fraqueza muscular, erupções na pele, queda de cabelo, acidez no sangue e deficiência imunológica. Ela é transmitida por meio de genes dos pais. A detecção precoce da falta da enzima possibilita o tratamento precoce, o qual se dá pela administração de altas doses de biotina.

Anemia Falciforme e Talassemia

O QUE É?

São doenças do sangue causadas por uma alteração na composição da hemoglobina (hemoglobinopatias), levando à formação de uma hemoglobina anormal, chamada de "S" (anemia falciforme) e a talassemia pela falta de alguma das cadeias que compõem a hemoglobina (alfa ou beta).

As hemoglobinopatias são herdadas geneticamente dos pais. A presença de doença (anemia) e de outros sintomas depende da intensidade e também do tipo de alterações da hemoglobina. Bebês doentes (falciforme ou homozigoto SS) são raros e a doença só atinge por volta de 8 indivíduos em cada 100.000 nascimentos.

O recém-nascido não apresenta sinais da doença porque nasce com uma quantidade da hemoglobina fetal (HbF) aumentada, que protege contra os efeitos da hemoglobina S (anemia, icterícia, dores ósseas, articulares e abdominais, infecções de repetição) até os 6 meses de idade. Nessa ocasião, já se pode confirmar o diagnóstico da anemia falciforme pelo predomínio de mais de 50% de hemoglobina S nos glóbulos vermelhos.

Bebês portadores (traço falciforme ou heterozigoto S) são mais frequentes e atinge cerca de 500 indivíduos em cada 100.000 nascimentos. Em geral, nestes casos, este tipo de portador permanece assintomático durante toda a vida e o achado do diagnóstico é feito por ocasião de uma revisão de saúde através de exames de laboratório. Em casos raros, podem aparecer sintomas similares à anemia falciforme, porém de intensidade acentuadamente menor quando relacionados a situações desencadeantes como infecções graves, principalmente pulmonares, anestesia com baixa oxigenação, trabalho em condições de baixa oxigenação, avião despressurizado, grandes altitudes e raramente após exercício físico muito intenso.

O bebê portador (heterozigoto) do gene para a talassemia beta pode desenvolver anemia discreta com aumento da hemoglobina A2. Já o bebê com talassemia beta na forma major pode ter sinais intensos de anemia, podendo nascer com inchaço por todo o corpo e aumento do tamanho do fígado e do baço.

IMPORTANTE

Devem-se fazer estas dosagens no teste do pezinho pois, se positivo, novos exames serão indicados após 8 meses de vida. Nesse caso, os pais também deverão realizar a investigação de hemoglobinopatia.

O recém-nascido até os 6 meses está protegido contra as manifestações clínicas da anemia falciforme pela presença de hemoglobina fetal. Existe necessidade de acompanhamento médico para todos que tenham anemia falciforme. É importante reforçar que o chamado "traço falciforme" NÃO é doença.

Deficiência de glicose 6-fosfatodesidrogenase (G-6 PD)

A deficiência de G6PD é o distúrbio metabólico mais comum dos glóbulos vermelhos e é causada por alterações de enzimas que são fundamentais para a estabilidade da membrana celular dos glóbulos vermelhos. Pacientes com a deficiência de G6PD podem apresentar anemia hemolítica (destruição de glóbulos vermelhos), icterícia e aumento do baço.

É uma doença herdada geneticamente ligada ao cromossomo X, portanto acomete mais pacientes do sexo masculino. No Brasil, mais de 1% da população é portadora da doença. A maioria dos indivíduos deficientes de G6PD é assintomáticas e alguns deles têm crises agudas de anemia por destruição dos glóbulos vermelhos quando entram em contato com certos alimentos como o feijão ou fava, substâncias químicas que podem ou não ser medicamentos (aspirina, sulfa etc.) e diversas infecções virais.

IMPORTANTE

A triagem realizada por meio do teste do pezinho é importante, mas devem ser realizados exames específicos para a confirmação diagnóstica. Quando o teste apresenta alteração e o recém-nascido não apresenta manifestações clínicas, não é necessário tratamento, mas deverá ser evitada a utilização de uma série de medicamentos para não desencadear a destruição de glóbulos vermelhos.

Hipotireoidismo congênito

A tri-iodotironina (T3) e a tiroxina (T4) são os hormônios produzidos pela glândula tireoide. São fundamentais para a regulação da produção e consumo de energia pelo organismo humano. Além disso, os hormônios tireoidianos atuam, desde a fase intrauterina, estimulando o processo de crescimento e de desenvolvimento e influenciando decisivamente a maturação do sistema nervoso central. A sua deficiência leva a um quadro clínico bem definido denominado "hipotireoidismo".

O hipotireoidismo pode ser adquirido em vida através de alterações autoimunes, inflamatórias ou infecciosas, e também antes do nascimento, por alterações genéticas ou por alterações ambientais ou do organismo materno.

Considerando-se a forte influência dos hormônios tireoidianos sobre o crescimento e o desenvolvimento neuropsicomotor, fica fácil compreender que a sua falta pode levar a prejuízo no crescimento da criança e a um retardo mental, que será tanto maior quanto por mais tempo esta falta ocorrer.

Os sinais e sintomas do hipotireoidismo são escassos nas primeiras semanas de vida. Sabe-se que ocorre 1 caso de hipotireoidismo congênito a cada 4.000 recém-nascidos vivos, proporção que aumenta para 1 em 2.000 crianças em regiões carentes de iodo. A solução adotada por um grande número de países, em função da frequência apresentada, foi determinar a obrigatoriedade da avaliação da função tireoidiana em todos os recém-nascidos. Esta avaliação é feita de rotina pelo teste do pezinho através da dosagem de T4 e TSH (hormônio estimulador da tireoide, produzida hipófise ou glândula pituitária, que fica localizada na base do cérebro, na sela túrcica, no osso esfenoide).

Uma vez detectada a alteração nos testes de triagem, repete-se a dosagem, no sangue, 1 semana depois. A alta sensibilidade do primeiro exame é extremamente importante para evitar que qualquer caso passe despercebido. Muitas crianças apresentam resultados normais, o que descarta o diagnóstico de hipotireoidismo na maioria das vezes. Aquelas crianças em que os exames persistem alterados devem ser encaminhadas rapidamente a um especialista para determinação da possível causa do hipotireoidismo e da estratégia de um tratamento precoce.

DICA

Quando diagnosticado no momento certo, o hipotireoidismo é facilmente tratado e controlado, sem nenhum prejuízo para o crescimento e desenvolvimento da criança.

Hiperplasia congênita da suprarrenal

É um defeito na produção de hormônios pelas glândulas suprarrenais ou adrenais. Na tentativa de compensação dessa deficiência, a hipófise produz um excesso do hormônio que estimula a suprarrenal causando um aumento do tamanho dessas glândulas.

A alteração mais comum é a deficiência da enzima 21-hidroxilase progesterona que causa um aumento na produção de hormônios masculinizantes e falta dos hormônios que controlam o metabolismo da água e do sal do organismo, podendo levar a um quadro de virilização da criança e, eventualmente, vômitos e desidratação, com perda de sal e água (desidratação com potássio do soro elevado e sódio do soro diminuído).

O funcionamento de cada uma das enzimas que regulam a produção dos hormônios da glândula suprarrenal é feito pelos genes. Qualquer alteração ou mutação destes genes pode acarretar um defeito, resultando na falta de um hormônio ou acúmulo de outro. A doença ocorre em 1 de cada 12.000 crianças nascidas vivas. Cerca de 1 a 2% da população é constituída de heterozigotos, isto é, de portadores do gene e não da doença.

O teste do pezinho pode indicar a suspeita diagnóstica precocemente da criança doente para receber reposição do hormônio e evitar suas consequências. A dosagem é extremamente sensível, isto é, detecta mínimas alterações.

Recém-nascidos prematuros e alguns de termo podem ter níveis acima do esperado, por influência dos hormônios maternos. Desta forma, os pacientes que apresentam resultado alterado devem repetir o exame em poucas semanas. O diagnóstico definitivo somente poderá ser feito com a realização de exames mais específicos, que podem ser solicitados pelo pediatra ou pelo endocrinologista.

Fibrose cística

Fibrose cística é uma doença hereditária que afeta muitas funções do corpo: respiração, digestão e reprodução. Esta doença geralmente se torna mais grave com a idade e se manifesta a partir de uma mutação nos dois genes responsáveis pelo código de produção de uma proteína que transporta o íon cloro pelas membrana das células.

É uma doença que passa de pai e mãe não doentes, mas que são portadores da mutação em um dos genes (heterozigotos), com chances de 25% de afetar cada um dos filhos (forma recessiva). Não é ligada ao cromossoma X e, portanto, pode ocorrer tanto em meninos como em meninas.

SAIBA MAIS

No Brasil, sua incidência varia conforme a influência de etnias caucasianas na população; quanto mais para o Sul do país, maior é a incidência, chegando a pelo menos um bebê afetado para cada 10.000 nascidos nessa região.

A doença leva a uma alteração na capacidade das células que produzem muco em bombear o íon cloro para fora da célula, o que torna esse muco muito espesso e viscoso, ao invés de ser fino e fluido. O recém-nascido quase não manifesta sintomas, mas algumas vezes pode ter o mecônio muito espesso, a ponto de o bebê nascer com obstrução intestinal.

Com o tempo, o muco espesso interfere no funcionamento de órgãos como o pulmão e o pâncreas e a criança pode ter problemas para ganhar peso, apresentar infecções respiratórias e quadros de tosses frequentes, ou alterações na absorção dos alimentos, com sintomas de diarreia, devido à diminuição das enzimas secretadas pelo pâncreas. Os homens com fibrose cística geralmente são inférteis e as mulheres podem ser menos férteis devido às secreções em trato reprodutivo.

DICA

A triagem pelo teste do pezinho pode indicar quais bebês poderiam ter a chance de um diagnóstico definitivo de fibrose cistíca. A partir de um diagnóstico precoce, devem-se indicar medidas para melhorar a digestão dos alimentos e assegurar um ganho de peso mais apropriado, melhorando a qualidade de vida para essas crianças.

Infelizmente, o teste da tripsina imunorreativa (IRT), que é usado para a triagem de fibrose cística, tem, com certa frequência, resultados ditos falso-positivos, isto é, resultados alterados, mas em indivíduos que não têm a doença. Desse modo, quando o teste do pezinho estiver alterado, solicita-se uma nova coleta num prazo de 15 dias para a confirmação da alteração.

O melhor exame diagnóstico para a doença é a dosagem do cloro no suor do bebê, que pode ser feito para excluir ou confirmar a doença, quando houver pelo menos três exames alterados. Testes genéticos podem ser feitos para procurar a mutação que mais se relaciona à fibrose cística (delta F508), porém a ausência desta mutação não exclui a possibilidade de haver outras mutações que também causam a doença. Em nosso meio, a mutação delta F508 está presente em cerca de 40% das crianças doentes.

Toxoplasmose

É uma doença causada por um parasita, o *Toxoplasma gondii*. O grande transmissor é o gato, que tem o parasita em seu intestino, onde se multiplica; mas qualquer animal pode ter cistos na sua musculatura e, se o homem consumir carne crua destes animais, pode adquirir a toxoplasmose.

Esta doença não parece ser transmissível de homem a homem, exceto durante a gravidez, quando a imensa maioria dos casos de transmissão ocorre apenas se a mãe se contaminou e teve a doença durante a gravidez, em qualquer fase desta. Casos de toxoplasmose congênita correlacionados a antigas infecções na mãe são raridade, embora existam.

As consequências desta doença para o recém-nascido podem ser sérias, com calcificações cerebrais, malformações, doença sistêmica grave, ou podem se expressar no futuro como doenças da retina que prejudicam a visão. Muitos casos não mostram alterações clínicas ou sintomas, mas existem evidências de que a toxoplasmose, se não for tratada nestes casos, leva a uma diminuição do potencial intelectual destas crianças, sem que isto esteja claramente mensurado.

IMPORTANTE

O teste do pezinho avalia se existem anticorpos contra o toxoplasma feitos pela criança (IgM), não pela mãe. Esta diferenciação é crítica, pois a imensa maioria das pessoas (90% ou mais em São Paulo) tem anticorpos contra o toxoplasma por conta de infecções anteriores. A presença de anticorpos tipo IgG de origem materna na criança não tem o menor significado patológico.

Em caso de teste com resultado alterado, é preciso, antes de mais nada, confirmar, exatamente como em todos os exames que dão positivos no teste do pezinho. Se confirmado, é fundamental informar imediatamente ao pediatra o fato, pois a toxoplasmose tem tratamento efetivo e, mesmo que não haja nenhuma alteração clínica, este deve ser feito.

OUTROS TESTES DE TRIAGEM NEONATAIS

Erros inatos do metabolismo (EIM)

São doenças metabólicas hereditárias raras, que podem se manifestar em qualquer idade, desde o nascimento até a adolescência. Estas doenças geralmente são caracterizadas em quatro grupos: as aminoacidopatias, os distúrbios do ciclo da ureia, os distúrbios da betaoxidação dos ácidos graxos e os distúrbios dos ácidos orgânicos.

Estas doenças metabólicas hereditárias individualmente são consideradas raras, mas, quando estudadas em conjunto, sua incidência pode chegar a 1 para cada 2.500 nascidos vivos.

Para sua identificação, utiliza-se um teste, que tem metodologia avançada, de Espectrometria de Massas em Tandem (sequência) - MS/MS. Muitas podem ser tratadas, principalmente quando diagnosticadas nos primeiros meses de vida, permitindo adequado desenvolvimento destes bebês.

Imunodeficiências congênitas

Erros Inatos da Imunidade são imunodeficiências de vários tipos, como a Imunodeficiência Combinada Grave (sigla em inglês SCID), a Agamaglobulinemia (imunodeficiência hereditária, secundária a uma mutação em um gene do cromossomo X e resulta na ausência de linfócitos B e ausência ou níveis muito baixos de anticorpos - imunoglobulinas) e outras Linfopenias de células T e B.

A SCID pode levar à dificuldade de o bebê ganhar peso, diarreia prolongada, descamação na pele, infecções graves e complicações com certas vacinas, como a BCG. Quando diagnosticada precocemente, pode ser indicado transplante de medula, que muda acentuadamente o prognóstico dessas crianças.

Já para a Agamaglobulinemia, faz-se a reposição precoce de imunoglobulinas para a prevenção de infecções no bebê.

Na opção de incluir a triagem para imunodeficiências, deve-se aguardar o resultado dos exames para a liberação (ou não) da vacina BCG.

Doenças lisossômicas

Estas doenças são caracterizadas pelo acúmulo de substâncias no interior dos lisossomos celulares, podendo acometer vários órgãos e sistemas. O perfil bioquímico investigado possibilita a identificação precoce de quatro doenças: doença de Gaucher, doença de Pompe, doença de Fabry e Mucopolissacaridose Tipo 1 (MPS1).

ALEITAMENTO MATERNO

Ana Carolina Guimarães Eisencraft / Ana Lúcia Salgado Potenza / Natália Turano Monteiro

O aleitamento materno é a mais sábia estratégia natural de vínculo, afeto, proteção e nutrição para a criança e constitui a mais sensível, econômica e eficaz intervenção para redução da morbimortalidade infantil. O leite materno contém todos os nutrientes essenciais para o crescimento e o desenvolvimento infantil, além de ser mais facilmente digerido, quando comparado com outros leites.

IMPORTANTE

O leite materno é capaz de suprir sozinho as necessidades nutricionais da criança nos primeiros 6 meses de vida e continua sendo uma importante fonte de nutrientes até o segundo ano de vida, especialmente de proteínas, gorduras e vitaminas.

A amamentação ainda oferece outros benefícios, uma vez que as crianças amamentadas adoecem menos, necessitam de menos atendimento médico, hospitalizações e medicamentos, o que pode implicar menos gastos para a família e a sociedade.

A amamentação também traz benefícios à mulher: favorece a regressão do útero ao tamanho normal, diminui o sangramento pós-parto, permite recuperação mais rápida do peso pré-gestacional e auxilia na prevenção de câncer de ovário, endométrio e mama.

O leite materno é um "alimento natural e renovável", ambientalmente seguro, produzido e entregue ao consumidor sem causar poluição, sem embalagens desnecessárias e sem desperdícios.

COMPOSIÇÃO DO LEITE MATERNO

Desde o nascimento, o leite passa por três períodos: o colostro, leite de transição e leite maduro.

O QUE É?

O colostro é o primeiro produto de secreção láctea da nutriz, é secretado desde o último trimestre da gestação e na primeira semana pós-parto. Possui aspecto líquido de coloração amarelada.

Além de proteínas e alguns minerais, o colostro apresenta grande quantidade de betacaroteno e outras vitaminas lipossolúveis. As proteínas contidas no colostro são conhecidas como protetoras, especialmente a imunoglobulina secretória e existe em maior quantidade do que no leite maduro. O colostro tem ação laxativa e auxilia na eliminação do mecônio, primeiras fezes do recém-nascido.

A apojadura ("descida do leite") costuma ocorrer em média até o final da primeira semana de vida do bebê. Nesta fase, as mamas aumentam de tamanho, ficam mais pesadas, doloridas e ligeiramente mais quentes. A mulher pode apresentar febre e calafrios.

Nesta fase, o colostro modifica-se para leite de transição. O leite de transição é produzido até a estabilização dos componentes que ocorre em média a partir do 15° dia após o parto. Ao final do 1º mês, o leite materno já é considerado maduro.

A composição do leite maduro consiste, principalmente, de proteínas, carboidratos, lipídios, minerais, oligoelementos, vitaminas e imunoglobulinas. O principal carboidrato é a lactose, fundamental na absorção de minerais, ingredientes essenciais para o adequado crescimento e desenvolvimento do bebê.

COMO AMAMENTAR?

Logo após o parto, o bebê está alerta e é capaz de mamar. A amamentação deve ser iniciada sempre que possível na primeira hora de vida, ainda na sala do parto. Caso o bebê não deseje mamar, mantenha-o em contato pele a pele. O contato pele a pele auxilia na estabilização da temperatura corpórea do recém-nascido, promove fortalecimento do vínculo afetivo mãe bebê, além de estimular, desde o início, o aleitamento materno.

DICA

A escolha correta do sutiã é importante na amamentação. O sutiã deve ser prático, de algodão, ter o tamanho adequado (não esqueça que as mamas aumentam de tamanho na amamentação), sem bojo, com alças largas e ter abertura frontal.

É recomendado lavar as mãos ou higienizar com gel alcoólico sempre antes de amamentar. Para iniciar a mamada, o bebê deve estar calmo e alerta. Se estiver muito excitado ou chorando, é recomendável tentar tranquilizá-lo e acalentá-lo.

Existem várias posições para amamentar: a mais indicada é aquela à qual a mãe e o bebê se adaptem melhor, sentindo-se confortáveis. Almofada de amamentação e travesseiros são importantes para apoio dos braços.

- **Posição tradicional:** a mãe segura o bebê no colo e o coloca deitado de lado, como se o bebê estivesse olhando a mama. Com a outra mão, sustenta a mama e oferece o seio ao bebê. Verificar se a cabeça do bebê está alinhada com o resto do corpo, mantendo a coluna reta. Os ombros da mãe devem estar relaxados.

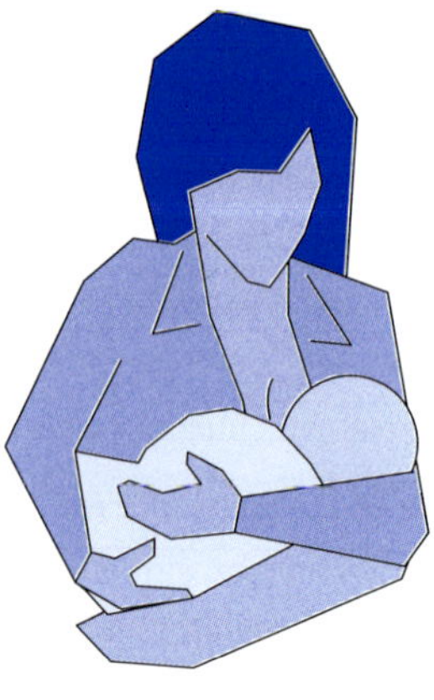

Figura 2.5 | **Posição tradicional.**
Fonte: Elaborado pela autoria.

- **Posição deitada:** o corpo do bebê é encaixado no corpo da mãe (barriga com barriga) com ela deitada confortavelmente. Com a outra mão, a mãe sustenta a mama para o bebê. A recomendação para amamentar nesta posição é que a mãe esteja bem acordada para não correr risco de acidentes.

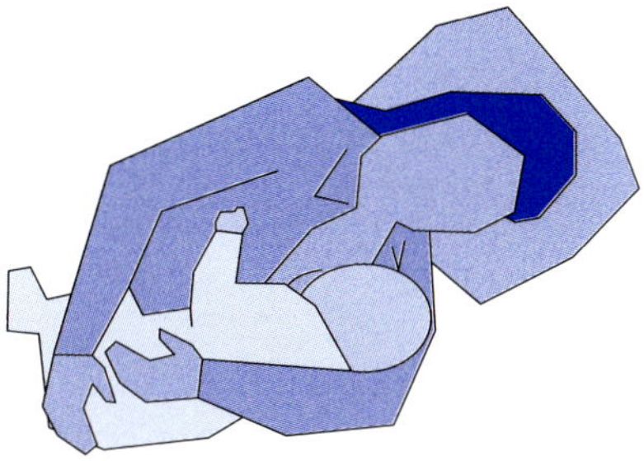

Figura 2.6 | **Posição deitada**

Fonte: Elaborado pela autoria

- **Posição invertida:** a mãe senta-se com apoio nas costas, afastada do encosto da cadeira. O bebê é deitado em um travesseiro por baixo do braço da mãe (os pés do bebê apontam para as costas da mãe). Em uma das mãos, a mãe sustenta a cabeça do bebê e com a outra oferece a mama. A posição invertida favorece a amamentação para prematuros, bebês com baixo peso, bebês com dificuldade em manter a pega no seio, para a mulher com mamas grandes e para auxiliar no tratamento de lesões mamilares (o rodízio de posições na amamentação favorece a cicatrização do seio, pois muda o ponto de pressão da boca do bebê).

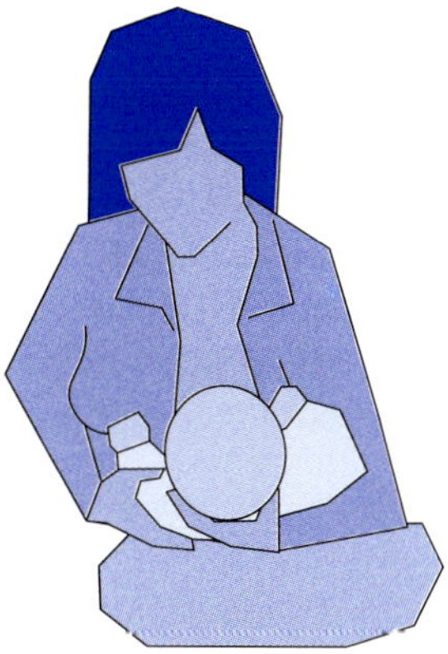

Figura 2.7 | **Posição invertida.**

Fonte: Elaborado pela autoria.

- **Posição cruzada:** a mãe senta-se com as costas retas, com os ombros relaxados. Segura o bebê no colo e o coloca deitado de lado, como se o bebê estivesse olhando a mama. Sustenta o corpo do bebê com o antebraço, uma mão sustenta a cabeça e a outra mão sustenta a mama. Posição muito utilizada para bebês prematuros, hipotônicos ou bebês com dificuldade em manter a pega no seio.

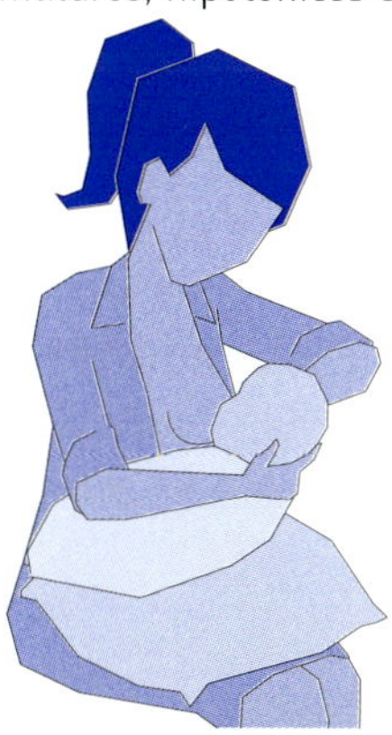

Figura 2.8 | **Posição cruzada.**

Fonte: Elaborado pela autoria.

- **Posição "cavalinho":** a mãe segura o bebê com as pernas abertas, passando por cima de uma das coxas, do lado do seio que vai dar de mamar, de forma que a cabeça dele fica alinhada com o seio.

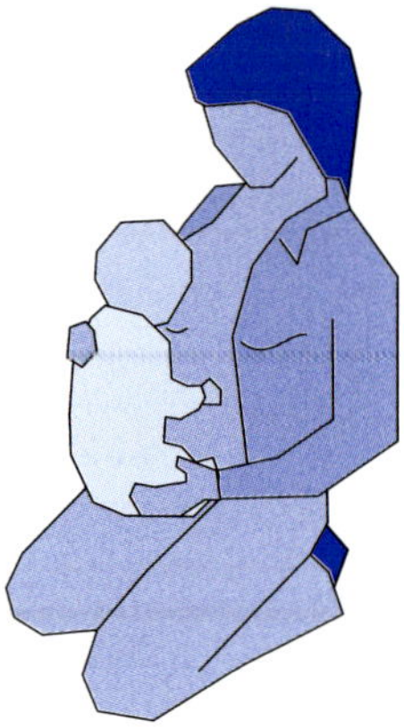

Figura 2.9 | **Posição "cavalinho".**
Fonte: Elaborado pela autoria.

Depois de escolher a melhor posição para você, o procedimento deve ser o seguinte: sustentar a mama com a mão em forma de "C", colocando seu polegar acima da aréola e os outros dedos e a palma da mão sustentando a mama. Convém retirar previamente algumas gotas de leite, com uma delicada expressão manual e tocar o lábio inferior do bebê com o mamilo. Estas manobras estimulam o bebê a abrir a boca. Ele precisa abocanhar o mamilo e a maior parte da aréola, mantendo o lábio superior e inferior virados para fora.

DICA

Oferecer a mama em livre demanda, ou seja, oferecer o seio sempre que o bebê der sinais de que quer mamar, sem restrição na duração ou frequência das mamadas. A duração da mamada é determinada pelo seu bebê e varia de criança para criança, pois se trata de uma característica individual. Poderão ocorrer mamadas mais curtas ou mais longas.

O leite materno sofre variações em sua composição e volume no decorrer do dia e durante a mamada. O leite produzido no início da mamada tem uma quantidade maior de água, aparência aquosa e cor azulada. É chamado de "leite anterior". O leite do final da mamada tem aspecto mais esbranquiçado e denso e é mais rico em gordura, mais calórico e por isso satisfaz o bebê. É importante deixar o bebê esgotar uma mama antes de oferecer a outra para que ele receba o leite posterior.

Ao remover o seu bebê do seio, ou se precisar interromper uma mamada caso a pega esteja errada, deve-se introduzir o dedo mínimo no canto inferior da boca do bebê. Para não machucar o mamilo, convém retirar o bebê do seio suavemente. A mamada seguinte deve começar pela última mama oferecida na mamada anterior ou então pela que estiver mais cheia.

Alguns bebês, especialmente os prematuros, são excessivamente sonolentos. Se ele estiver dormindo após 3 horas da última mamada, é melhor acordá-lo para mamar. Com o passar do tempo, seu bebê estabelece um intervalo mais regular entre as mamadas.

No término da amamentação, é importante colocar o bebê para arrotar, ou seja, para eliminar o ar que possa ter deglutido durante a mamada. Para isso, a mãe pode colocar o bebê no colo, na posição vertical por 10 a 15 minutos. Pode ser útil colocar uma fralda no ombro para proteger a roupa, é comum a saída de um pouco de leite quando o bebê arrota. Nem sempre se escuta som da saída do ar, isto não indica que não tenha ocorrido.

DICA

Antes da mamada, caso as mamas estejam cheias e com áreas endurecidas, convém massageá-las com a ponta dos dedos, em movimentos circulares, iniciando na região próxima a aréola e avançando progressivamente até a base da mama. Após a massagem, coloque o bebê para mamar. Caso a mama ainda esteja muito cheia após a amamentação, realize ordenha manual até ponto de alívio.

Muitas mulheres têm receio de machucar os mamilos no período de amamentação. Em geral, esse problema acontece quando o bebê não realiza a pega correta no seio devido à dificuldade de manejo. Em virtude do aumento do volume da mama, os mamilos podem ficar tensos, dificultando a mamada. Por isso, antes de amamentar, convém verificar se a aréola está macia e flexível. Se estiver endurecida em decorrência do acúmulo de leite, será mais difícil para o bebê sugar.

Nesta condição convém, realizar massagem e ordenha manual da região areolar antes de amamentar. O uso do próprio leite materno, pomada à base de lanolina ou tratamento com laserterapia em casos de lesões maiores auxilia a cicatrização.

Amamentar é um aprendizado intenso entre mãe e bebê, promove vínculo e conhecimento mútuo, mas o engajamento de familiares é muito importante e, por esse motivo, a rede de apoio é fundamental para o sucesso da amamentação.

SUPERVISÃO DE SAÚDE E ALERTAS

Oscar Tadashi Matsuoka

A promoção de cuidados voltados ao atendimento da gestante e recém-nascido tem como objetivo o bem-estar físico, mental, emocional e social da mulher, assegurando o desenvolvimento e nascimento de uma criança saudável. O resultado desta prática se reflete sobre a redução das taxas de mortalidade materna e infantil, ainda elevadas em nosso país.

Período extremamente importante para o desenvolvimento da criança, "os primeiros mil dias" que se seguem desde a concepção do óvulo até os 2 anos de idade, tem chamado a atenção da comunidade científica, como sendo uma janela de oportunidades para a garantia de uma vida futura mais saudável e de maiores potencialidades.

A realização de um acompanhamento pré-natal com consultas regulares, realização de exames programados, aderência a uma dieta balanceada e a prática de hábitos saudáveis promove todas as condições favoráveis para que o feto desenvolva todo o seu potencial genético para o crescimento e desenvolvimento.

O nascimento fisiológico normal deve ser acompanhado por uma equipe médica e de enfermagem, amparada por uma estrutura física e por equipamentos para o adequado monitoramento materno e fetal. O curso mais longo deste processo muitas vezes requer o uso de analgesia, que aumenta a chance de sucesso do parto vaginal.

SAIBA MAIS

Dentro do conceito de humanização, a Lei nº 11.108, Portaria GM/MS nº 2.418, de 2005, garante a presença de acompanhante de escolha da mulher durante o trabalho de parto, o parto e pós-parto, contribuindo para que o nascimento seja uma experiência fortalecedora para a mãe. Acesse a lei na íntegra, disponível no QRCODE ao lado.

Logo após o nascimento, se as condições permitirem, o bebê deve ser colocado junto a sua mãe. Segundo a Organização Mundial de Saúde, o contato pele a pele deve ser estimulado, pois facilita a amamentação, promove o vínculo afetivo, diminui a mortalidade e traz muitos benefícios para mãe e bebê.

O ato de amamentar, de forma imediata, promove a liberação de ocitocina, que leva à contração uterina, reduzindo, assim, o risco de hemorragia puerperal, principal causa de óbito materno no país. Em longo prazo, a prática da amamentação confere proteção quanto ao menor risco do desenvolvimento de câncer de mama e ovário, além do menor risco para o desenvolvimento de osteoporose na vida futura.

O leite materno representa o alimento ideal para o bebê porque a sua constituição atende a todas as necessidades de nutrientes para promover o crescimento e desenvolvimento neurológico adequados. Além disso, a presença de anticorpos, elementos celulares e enzimas confere proteção contra infecções.

O período de internação hospitalar idealmente deve ser o suficiente para identificar problemas, assegurar que a mãe tenha se recuperado e esteja preparada para cuidar de si e do recém-nascido em casa.

Geralmente varia de 48 a 72 horas após o nascimento, período que permite a equipe médica e de enfermagem neonatal acompanhar a transição da vida fetal para a vida extrauterina, identificar achados anormais no exame físico, confirmar ou descartar problemas levantados durante o pré-natal, além de incentivar o aleitamento materno, identificar as dificuldades e preparar a família para que desenvolva habilidade e segurança para realizar os cuidados ao recém-nascido em casa.

SINAIS DE ALERTA

- **Choro persistente:** o recém-nascido vai manifestar as suas necessidades através do choro, comunicando, desta forma, desconforto causado pela fome, frio, calor, gases abdominais...

Porém, quando o choro se prolonga para além do habitual, repetindo-se várias vezes ao dia, uma avaliação com profissional de saúde poderá ajudar na identificação desta causa. Logo após a alta hospitalar, uma causa frequente de choro seria a mamada ineficiente ao seio materno. Muitas vezes, o recém-nascido inicia a mamada com boa pega e coordenação, porém logo adormece e não faz uma boa extração do leite da mama, de tal forma que logo fica irrequieto, agitado e choroso.

IMPORTANTE

As cólicas do recém-nascido geralmente ocorrem no final do primeiro mês de vida, concentrando-se no final do dia, estendendo-se até madrugada adentro; mas raramente é causa de choro ao longo de todo o dia. A avaliação profissional será importante para descartar outras causas de dor, como infecção ou trauma.

- **Febre:** a temperatura axilar do bebê normalmente varia de 36,5°C a 37,5°C. A febre pode ser considerada acima de 37,8°C e sempre deverá ser comunicada ao pediatra da família; na impossibilidade desta comunicação, febre é motivo suficiente para a procura do pronto socorro. No período neonatal, uma das causas mais frequentes para a febre é a baixa ingestão de leite materno, o que promove uma situação de desidratação. Entretanto, causas infeciosas importantes como infecções virais do trato respiratório, infecção urinária e até meningite deverão ser descartadas. É muito frequente a necessidade de coleta de exames laboratoriais para descartar estas hipóteses.
- **Sonolência excessiva:** o metabolismo do recém-nascido está adaptado para receber alimento (no caso, o leite materno) a cada 3 ou 4 horas, nos primeiros dias de vida. Dificuldade para despertar o recém-nascido, a falta de procura pelo seio materno ou sucção debilitada mesmo sob estímulo constante podem ser sinais de situações patológicas como hipoglicemia, infecção ou transferência de algum medicamento de uso materno, através do aleitamento.
- **Icterícia neonatal intensa:** a icterícia fisiológica é muito frequente nos primeiros dias de vida e decorre da deposição de bilirrubina sob a camada da pele e branco dos olhos. Ela pode ser mais bem avaliada à luz do dia, fazendo-se a comparação com a palma da mão do cuidador. Após a alta hospitalar, é esperado que esta coloração vá se acentuando, de tal forma que, sempre se recomenda uma visita ao pediatra logo na primeira semana de vida para uma avaliação. O profissional tem a habilidade de estimar a normalidade do quadro.

Porém uma piora acentuada da coloração amarelada pode se acompanhar de mamadas difíceis, com baixa ingestão de leite materno e redução da eliminação de urina e fezes, sendo motivo de procura pelo pronto atendimento pediátrico.

- **Vômitos frequentes:** a regurgitação, o retorno de conteúdo gástrico após a mamada, é um fenômeno frequente no período neonatal e decorre da imaturidade da musculatura do esôfago em conter o volume de leite, que deveria ser mantido no estômago. Geralmente cuidados posturais (recém-nascido mantido em posição verticalizada durante e após a mamada) são suficientes para aliviar o quadro. Porém, estado de náuseas, com regurgitações volumosas associadas a choro frequente, deve ser relatado ao pediatra. A situação pode ser causada desde por um simples refluxo gastroesofágico, até por uma obstrução mecânica, dificultando o trânsito alimentar.

SEGURANÇA DO RECÉM-NASCIDO

Claudio Reingenheim / Renata D. Waksman

Nesta idade, a criança é inteiramente dependente do adulto e completamente indefesa. Não consegue controlar músculos, não consegue levantar a cabeça, nem se virar sozinha. Geralmente costuma permanecer na posição em que foi deixada e passa a maior parte do tempo no berço. Nesta faixa etária, as principais recomendações em relação à segurança são:

- **Transporte adequado no carro:** o recém-nascido deve ser transportado em assento apropriado, no banco de trás e sempre de costas para o painel do carro, desde o primeiro passeio de sua vida - da maternidade para casa. Toda vez que precisar tirar o bebê da cadeira de transporte, deve-se parar o carro.
- **Berço seguro:** o bebê deve ser posicionado sempre de costas (barriga para cima) e não se deve deixar almofadas, travesseiros ou protetores, para evitar uma possível asfixia e reduzir o risco de síndrome súbita. O bebê não pode estar apoiado ou virado para nenhum objeto macio, porque pode cobrir o rosto e bloquear o ar no nariz e na boca. Se necessário, usar somente um cobertor ou lençol, que deve estar bem preso embaixo do colchão (que deve ter densidade adequada - D18).

DICA

Colocar o bebê para dormir no quarto dos pais pode aumentar a segurança, mas nunca na mesma cama. O hiperaquecimento do recém-nascido deve ser evitado. Outras recomendações importantes são que o ambiente seja livre de tabaco e o uso de chupetas somente após o estabelecimento da amamentação.

- **Queimaduras:** elas são frequentes tanto pela água do banho como por aquecimento exagerado da mamadeira. Sempre testar a temperatura antes de colocar o bebê no banho. Nunca tomar líquidos quentes com a criança no colo.
- **Quedas:** como o bebê consegue se mexer, se mover e empurrar as coisas com os pés logo após o nascimento, nunca pode ser deixado sozinho em cima de nenhuma superfície sem

proteção. Camas, sofás e trocadores não são seguros. Se por algum motivo quem estiver cuidando dele precisar se virar, deve apoiar sempre uma mão no corpo da criança ou, quando não puder segurá-la, colocá-la num local seguro, como o berço ou cercadinho,

- **Intoxicações:** medicações só podem ser administradas com prescrição médica. Importante estar atento a diferentes concentrações nas apresentações comerciais dos medicamentos.
- **Afogamento:** na banheira, o nível da água deve ser no máximo de 15 cm; no ofurô (balde), o nível da água não pode ultrapassar a altura dos ombros, estando o bebê apoiado no fundo. Preparar todo o material necessário antes do banho e ter ajuda nas primeiras semanas.

3

NA ATUALIDADE

Coordenadores: Cláudio Schvartsman / Thomaz Bittencourt Couto

ESTILO DE VIDA NA INFÂNCIA E IMPACTO NAVIDA ADULTA

Ana Maria de Ulhôa Escobar / Sandra J. F. E. Grisi

A prática médica dos dias atuais deve incorporar condutas não só focadas no diagnóstico e tratamento, mas principalmente na prevenção de futuras doenças. A preservação da qualidade de vida, portanto, deve ser um dos focos de atenção do profissional de saúde atualizado. Neste aspecto, o pediatra passa a ter um papel fundamental, pois, como veremos adiante, muitas doenças que acometem adultos têm início na infância.

Muitas das doenças infectocontagiosas, que antes eram as responsáveis por altos índices de mortalidade, foram controladas com vacinas e antimicrobianos. Infere-se, assim, que a partir do momento em que conseguimos controlar mais eficazmente as doenças infecciosas, as doenças chamadas crônico-degenerativas ganharam evidência nos países mais evoluídos. Câncer, doenças cardiovasculares (infartos, derrames, isquemias) e diabetes, em geral agravadas pela presença concomitante de obesidade, tornaram-se as mais frequentes causas de óbitos ou de sequelas irreversíveis na vida adulta.

Quando estas doenças podem se iniciar? Na infância. Por isso, a perspectiva de prevenção desde os primeiros anos de vida ganha substrato científico cada vez mais evidente no mundo contemporâneo.

Sabemos que mudar o estilo de vida ou hábitos culturais de alimentação, por exemplo, é dificílimo. Um adolescente que nunca praticou exercícios físicos dificilmente começará a praticá-los de uma hora para outra. Um escolar que não tem hábito de comer verduras ou frutas em casa dificilmente começará a comer depois.

IMPORTANTE

Pais e pediatras, por conseguinte, precisam estar atentos e aptos para lidar com a realidade e orientar nossas crianças e nossos filhos dentro de um estilo de vida saudável.

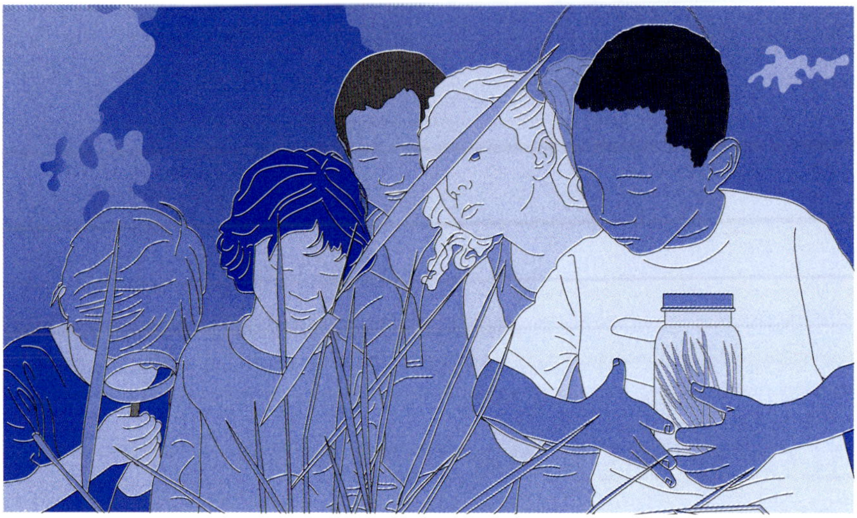

Figura 3.1 | **Crianças em contato com a natureza.**

Fonte: Elaborado pela autoria.

Descrevem-se a seguir as situações mais comuns que podem levar às doenças crônico-degenerativas nos adultos.

HIPERCOLESTEROLEMIA

O QUE É?

Hipercolesterolemia significa níveis altos de colesterol. O colesterol é um tipo de gordura.

O grande problema do colesterol é que ele adere à parede das artérias, levando à diminuição ou obstrução do suprimento sanguíneo para determinados órgãos. Quando, por exemplo, a obstrução ocorre na parede das artérias coronárias (que irrigam o miocárdio, que é o músculo do coração), temos o infarto agudo do miocárdio.

Há duas causas que mais comumente explicam o aumento dos níveis sanguíneos de colesterol: a de origem familiar e a hipercolesterolemia adquirida. A hipercolesterolemia familiar tem origem genética. Pessoas da mesma família apresentam colesterol alto desde a juventude, às vezes desde crianças.

Esta é uma situação que deve ser acompanhada de perto pelos médicos, para que o tratamento seja iniciado o mais precocemente possível, evitando sequelas futuras.

Porém, a situação mais comum é a da hipercolesterolemia adquirida com hábitos alimentares. Estamos expostos a uma infinidade de alimentos que contribuem significativamente para o aumento do colesterol. As frituras em geral são as mais consumidas pelas crianças, além das comidas tipo "fast food", tão incentivadas e divulgadas pela mídia em geral.

DICA

Hábito alimentar saudável deve ser adquirido desde a infância. Insistimos que mudar hábitos depois, na vida adulta, é muito mais difícil. As famílias devem saber que um adulto saudável começa a se alimentar bem na infância.

Quando devemos checar o colesterol em nossos filhos?

O colesterol deve ser dosado em todas as crianças e adolescentes pertencentes a famílias de risco, isto é, que tiveram ou têm um dos pais ou um dos avós com aterosclerose coronariana documentada, morte súbita por problema cardíaco antes da idade de 55 anos ou um dos pais com níveis de colesterol igual ou acima de 240 mg/dL. Esta dosagem pode ser feita a partir de 2 anos de idade. Sem fatores de risco, recomenda-se que a primeira dosagem seja feita entre os 5 e 10 anos de idade.

Quando pedimos um exame de colesterol, podemos observar que as dosagens revelam o colesterol total e as frações do colesterol total. Destas, há duas frações mais importantes: o HDL e o LDL. O HDL é o chamado colesterol bom, isto é, o colesterol "lixeiro" (que limpa as artérias). Quando praticamos exercícios físicos, provocamos um aumento deste tipo de colesterol; o que é muito bom. No entanto, o LDL, o chamado colesterol ruim, é quem vai "entupir" as nossas artérias. Os triglicerídeos são outra forma de gordura que também pode estar aumentada em consequência da alimentação.

O que devo fazer se o colesterol ou triglicerídeos do meu filho estão altos?

Você deve conversar com o seu pediatra. Geralmente o primeiro passo é acertar a dieta de seu filho. Saiba que, para a maioria das crianças, a orientação de uma alimentação adequada já é suficiente para reduzir os níveis altos de gorduras. Há também algumas medicações disponíveis, que podem ser indicadas pelo médico, quando julgar necessário.

HIPERTENSÃO ARTERIAL

O QUE É?

A pressão arterial mede a pressão do sangue contra a parede das artérias. Esta pressão resulta de duas forças: da força gerada quando o coração bomba sangue para as artérias e para a circulação geral e da força gerada pelas artérias que resistem ao fluxo de sangue. A pressão arterial sistólica representa a pressão enquanto o coração se contrai, e a pressão diastólica representa a pressão enquanto o coração relaxa entre duas batidas.

Crianças têm pressão alta?

Sim. Até bebês podem ter pressão alta. Em crianças pequenas, principalmente, a pressão alta está relacionada a algumas doenças, geralmente de origem renal, cardíaca ou endócrina. Porém, hoje em dia, observamos um número cada vez maior de crianças com mais de 3 anos com pressão arterial elevada, sem sinais ou sintomas de quaisquer outras doenças. Chamamos esta situação de "hipertensão essencial". Este tipo de hipertensão chega a atingir até 2% da população infantil.

Quando devo medir a pressão de meu filho?

A pressão arterial deve ser medida em todas as crianças a partir de 3 anos de idade, pelo menos uma vez por ano. Devemos lembrar que há aparelhos especiais para crianças (os de adulto não são adequados) e há gráficos para interpretar a pressão correta para cada faixa de idade.

O que posso fazer para evitar a hipertensão no meu filho?

A prevenção da hipertensão arterial na infância inclui controle do excesso de peso ou de obesidade, exercícios físicos regulares e, novamente, uma alimentação saudável com moderação na ingestão de sal. Aliás, este último item é de muita importância, pois alguns estudos no Brasil observam que está havendo um aumento progressivo no consumo de sal na faixa etária infantil.

Os alimentos industrializados, com forte apoio da mídia eletrônica, têm feito cada vez mais sucesso entre as crianças. É o caso, por exemplo, das batatinhas fritas e dos outros salgadinhos de pacote tipo chips. Estes alimentos contêm alto teor de sal.

OBESIDADE

O QUE É?

A obesidade é o distúrbio nutricional que mais cresce na infância e sua causa é multifatorial.

Estudos demonstram que, entre os vários fatores considerados de risco para obesidade, destacam-se: influência do ambiente familiar, inatividade recreacional, principalmente em decorrência do uso excessivo de telas e pouca atividade física. Hábitos de alimentação familiar são importantes na determinação de crianças obesas.

Quais os riscos da obesidade?

As crianças com excesso de peso têm risco maior para hipercolesterolemia, hipertensão arterial, diabetes e doenças cardiovasculares. Além disto, há todos os problemas de ordem social envolvendo crianças obesas ou com excesso de peso. Hoje há uma supervalorização do corpo esbelto. Observamos esta preocupação precocemente, em crianças pequenas de até 7 anos de idade.

A criança com excesso de peso tende a ser excluída socialmente, gerando problemas de ordem emocional em fases essenciais de seu desenvolvimento.

O que deve ser feito para evitar a obesidade na infância?

A família deve procurar hábitos saudáveis de alimentação. Este é um ponto de muita importância: a família toda deve procurar se alimentar saudavelmente. Não adianta pedir para seu filho comer verduras e frutas se ele sabe que você não come verduras e frutas e que você guarda docinhos escondidos. A prática regular de exercícios físicos também deve ser estimulada. Toda a família deve fazer exercícios e, sempre que possível, juntos. Leve seu filho para andar de bicicleta, correr e brincar em um parque ao ar livre. Lembre-se sempre de que os pais são os maiores exemplos dos filhos. É de fundamental importância que o sedentarismo e a obesidade sejam controlados desde a infância.

PREVENÇÃO

Como vimos, várias doenças que se manifestam na vida adulta têm início na infância. A prevenção destas situações é sempre a melhor ideia. Devemos nos preocupar em garantir aos nossos filhos um estilo de vida saudável desde os seus primeiros anos. Este estilo de vida saudável inclui, em primeiro lugar, hábitos alimentares saudáveis, com o objetivo de diminuir as chances de obesidade, hipercolesterolemia e hipertensão arterial.

A prática constante e frequente de exercícios físicos, adequados a cada idade, também é fundamental. A atividade física, além do mais, promove a socialização da criança, contribuindo na prevenção de depressão e ansiedade, tão comumente observadas em nossas crianças hoje em dia.

CURVAS DE CRESCIMENTO

Claudio Leone

É desejo dos pais que seus filhos tenham sempre o melhor padrão de crescimento possível, além disso, segundo a Convenção dos Direitos da Criança da Organização das Nações Unidas (assinada inclusive pelo Brasil), expressar plenamente o potencial de crescimento é direito inalienável de toda a criança.

Nesse sentido, uma ação que contribui para alcançar este fim é a monitoração do crescimento, isto é, a mensuração periódica das medidas corpóreas da criança e o registro desses valores em gráficos que representam a evolução do crescimento de meninos e de meninas segundo a idade.

O QUE É?

"Curvas de crescimento" é a denominação que se dá aos gráficos que descrevem, para cada sexo, a variação dos valores considerados normais para cada medida corpórea em cada idade bem como a sua tendência de evolução em função da idade. Esses gráficos resultam de valores cuidadosamente colhidos a partir de amostras populacionais de crianças e de adolescentes saudáveis, vivendo em boas condições de vida e selecionadas especificamente para este fim.

Embora muitos parâmetros possam ser medidos, nos primeiros anos de vida utiliza-se como rotina o acompanhamento do crescimento da estatura, do peso e da circunferência do crânio da criança conforme a idade.

Para viabilizar este acompanhamento, as curvas de crescimento apresentam para cada idade os valores médios e a variabilidade de cada uma dessas medidas, além das linhas que representam a possível tendência de evolução desses valores de acordo com a evolução da idade.

Apesar de já terem sido propostas curvas elaboradas por diversas organizações, atualmente recomenda-se que se utilizem as curvas de crescimento propostas pela Organização Mundial da Saúde (OMS), também referendadas pelo Ministério da Saúde (MS).

Estas curvas são apresentadas por sexo e por grupos de idade, no total abarcando do nascimento até os 19 anos, idade em que, em média, na população, o crescimento tende a cessar. Tanto no site da OMS como no do MS é possível baixar e utilizar gratuitamente as diversas curvas de crescimento.

A Figura 3.2 apresenta dois gráficos, para meninos e para meninas, de crescimento do peso.

Peso por Idade Meninas

Do nascimento aos 5 anos (escores-z)

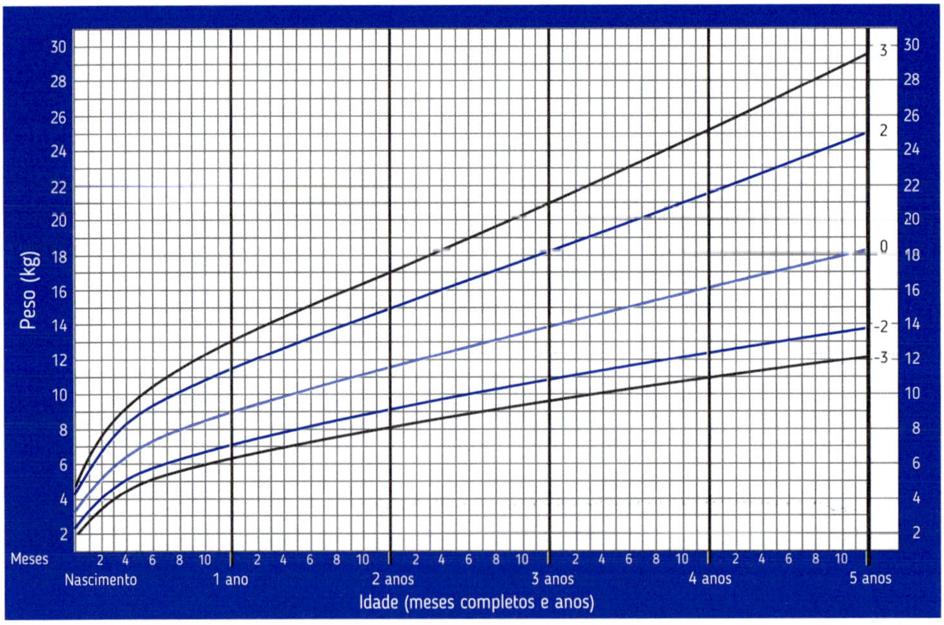

Peso por Idade Meninos

Do nascimento aos 10 anos (escores-z)

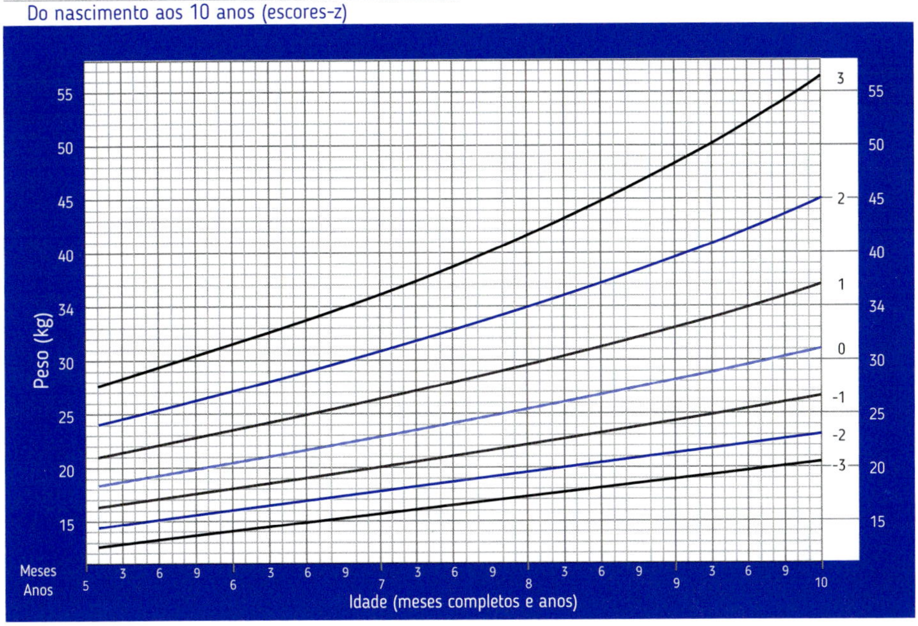

Figura 3.2 | **Curvas de crescimento de peso de 0 a 5 anos de idade para meninas e meninos, segundo Organização Mundial da Saúde/Ministério da Saúde (OMS/MS).**

Fonte: Adaptado de https://aps.saude.gov.br/.

No seu eixo horizontal inferior está assinalada a idade e, no eixo vertical à esquerda, os valores do peso em quilos. Na parte central do gráfico, as curvas de crescimento estão traçadas segundo o que se denomina escore Z.

Nesta ordenação, pelos escores Z, os valores absolutos medidos são classificados a partir da sua posição em relação ao valor médio de cada idade. Convencionalmente, nessas curvas o escore Z = 0 representa a média da medida (peso, comprimento etc.) para a idade, enquanto os outros valores, considerando a variabilidade, sinalizam a distância em que os mesmos se afastam da média: assumindo valores positivos quando acima da média e negativos quando abaixo.

A linha central da Figura 1, em verde, apresenta os valores e a evolução do peso médio segundo a idade (escore Z = 0); as linhas vermelhas, os limites de variação que 95% das crianças normais apresentam (escore Z = +2 ou -2), enquanto as mais extremas (escore Z = +3 ou -3) indicam praticamente o limite a partir do qual a criança começa a apresentar um risco muito elevado de crescimento anormal, de magreza na linha preta inferior ou de excesso de peso/obesidade na linha preta do limite superior.

Como exemplo, na curva dos meninos, pelo cruzamento da linha vertical dos 2 anos com a verde, escore Z = 0, pode-se observar que o peso médio corresponde a 12 kg, enquanto no limite superior, no cruzamento com a linha vermelha (escore Z +2), o valor ainda aceitável como normal nessa idade seria de 15 kg. Já o peso de 17 kg, cruzamento com a linha preta superior, é indicativo de elevado risco de excesso de peso ou obesidade.

Além das curvas de peso, estatura e circunferência do crânio, nos sites da OMS/MS estão disponíveis também os gráficos de Índice de Massa Corporal (IMC). Como o IMC corresponde ao peso da criança em quilos dividido pela sua estatura elevada ao quadrado, ele permite acompanhar a evolução da adequação do peso para a estatura em cada idade, sendo útil para a classificação do seu estado nutricional, bem como da evolução deste no tempo.

Além das curvas que representam, como vimos, os escores Z, estão também disponíveis curvas que apresentam os valores de peso, estatura etc., em percentis.

Esta classificação em percentis baseia-se nos mesmos valores empregados para estabelecer os escores Z, só que utilizando apenas o critério de ordenação deles (do menor valor para o maior em cada idade). Nessas curvas de percentis, o denominado percentil 50 (p50) corresponde à média daquele parâmetro (equivalente ao escore Z = 0). Já os limites extremos do normal são delimitados pelos percentis 10 (p10) e 90 (p90), entre os quais estão os valores de 80% das crianças normais. Ainda nessas curvas, a classificação do peso, da estatura etc., abaixo do p10 ou acima do p 90, pode indicar um risco de crescimento que pode ser, respectivamente, menor ou excessivo em relação ao esperado para aquela criança.

Na Figura 3.3 se observa a classificação do peso de três crianças de mesma idade.

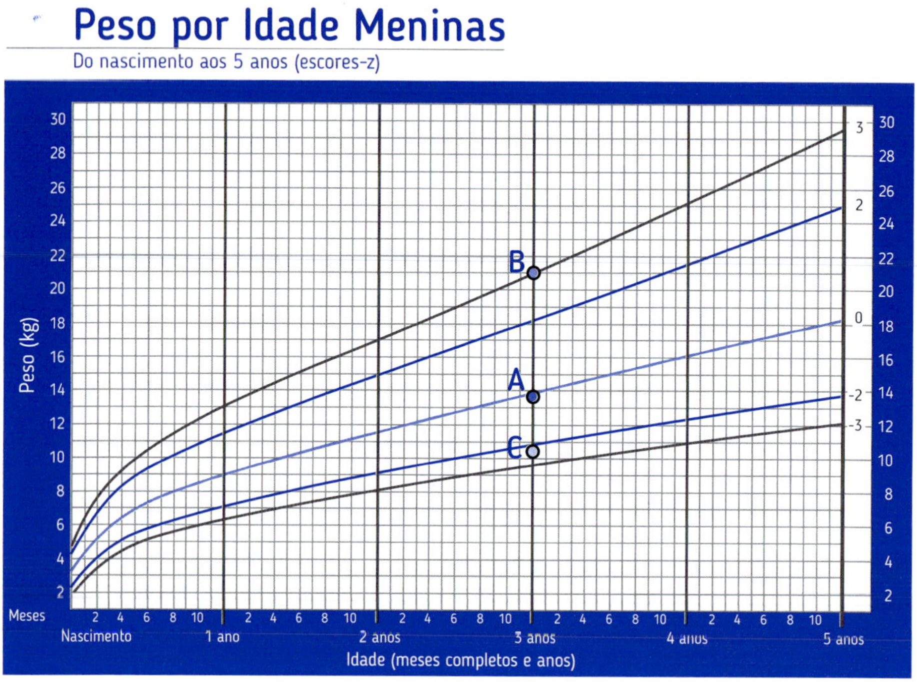

Figura 3.3 | **Classificação do crescimento de peso alcançado por três meninas na mesma idade.**

Fonte: Adaptado de https://aps.saude.gov.br/.

DICA

Uma das maneiras de avaliar o crescimento é comparar o valor alcançado pela criança com os valores observados na curva de crescimento em uma determinada idade. Esta avaliação isolada permite perceber se o crescimento da criança pode estar em risco.

A Figura 3.2 ilustra esta situação, nela estão assinaladas três meninas de mesma idade, 3 anos, que têm pesos bem diferentes: a primeira tem quase 14 kg e está assinalada com um ponto sobre a linha zero-média (ponto A), que corresponde à média para sua idade, indicando que muito provavelmente é normal. Já os pontos B (21 kg) e C (10,5 kg) indicam respectivamente risco muito elevado para obesidade (o ponto B está praticamente no limite do escore Z +3) e risco de magreza (o ponto C está abaixo do limite de escore Z -2).

Embora a avaliação de uma medida isolada, numa determinada idade, e assinalada na curva de crescimento já seja bastante útil na avaliação do crescimento da criança, a melhor maneira de efetuar a avaliação é fazer o acompanhamento da tendência do crescimento.

Para isso, é necessário ter no mínimo três mensurações consecutivas de peso, comprimento etc., tomadas após intervalos adequados de tempo, analisando-se graficamente se a reta que une os pontos assinalados a partir dos valores obtidos evidencia a mesma tendência de evolução (por sua inclinação) característica da curva de escore Z mais próxima da medida inicial da criança. A análise dessa evolução pode dar mais detalhes do que está ocorrendo com o crescimento da criança.

Na Figura 3.4 estão assinaladas quatro tendências distintas de crescimento em peso:

- a criança 1, cuja primeira pesagem está um pouco acima da média e que ao longo do tempo evolui com pesos paralelos à curva da média (linha zero-média), sugerindo normalidade do crescimento;
- a criança 2, que, embora à primeira pesagem se apresente muito próxima da média, revela, nas pesagens sucessivas, tendência de ganho excessivo de peso, evoluindo rapidamente para o sobrepeso ou obesidade;

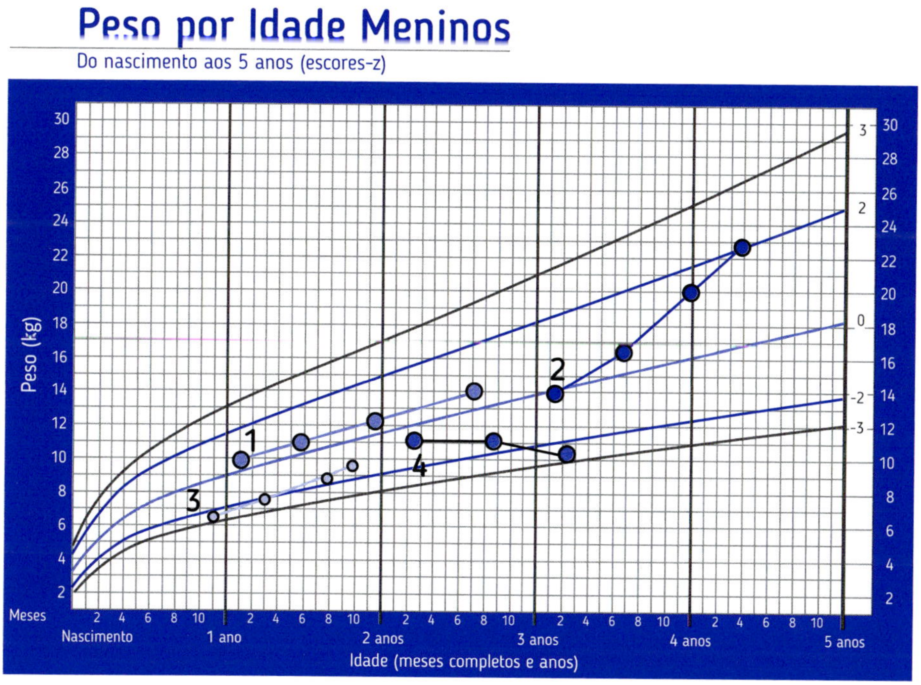

Figura 3.4 | **Exemplos da evolução da tendência de crescimento do peso de quatro meninos, avaliada a partir de medidas sucessivas.**

Fonte: Adaptado de https://aps.saude.gov.br/.

- a criança 3, que, estando excessivamente magra na primeira pesagem (abaixo do escore Z -2), pela inclinação positiva de sua reta de crescimento, mais inclinada do a do escore Z -2, revela nítida evolução de recuperação do crescimento em peso;
- a criança 4, que, estando na primeira avaliação na faixa de peso próxima da média, entre as duas primeiras avaliações, uma parada de ganho de peso e, posteriormente, entre a segunda e a terceira avaliações, passa inclusive a perder peso, aproximando-se de uma condição de magreza extrema.

Embora as curvas sejam um instrumento importante e muito útil para os pais e os cuidadores acompanharem o crescimento de suas crianças, elas são apenas um dos aspectos a serem considerados para a elaboração do diagnóstico de crescimento.

IMPORTANTE

Diante de qualquer suspeita de anormalidade, a análise deverá ser sempre realizada conjuntamente com o pediatra, ou outro profissional de saúde capacitado, já que um diagnóstico definitivo de alteração do crescimento só pode ser feito levando-se em consideração os demais aspectos da observação clínica completa daquela criança.

Obviamente, todas estas considerações que se aplicam para crianças que nascem normais ou muito próximas da normalidade também se aplicam à avaliação do crescimento de crianças que nascem prematuras ou com problemas genéticos que afetam o crescimento. Entretanto, para fazê-lo, deve-se recorrer a gráficos de crescimento específicos que já existem para cada uma dessas condições, cuja análise, que não é objeto deste capítulo, deverá ser sempre feita com o apoio e o acompanhamento dos especialistas da área.

SAIBA MAIS

Parte dos critérios apresentados neste capítulo pode ser aprofundada no site do Sistema de Vigilância Alimentar e Nutricional (SISVAN) do Ministério da Saúde, que pode ser acessado por meio do QRCODE ao lado.

Como apoio final, apresentamos, por meio dos QRCODES abaixo, os sites que poderão ser consultados para obter todos os gráficos mencionados da OMS:

O REMÉDIO

Cláudio Schvartsman / Thomaz Bittencourt Couto

O QUE É?

Remédio ou medicamento é qualquer composto químico ou substância biológica usada para curar, aliviar ou evitar uma doença. Seu principal componente é o princípio ativo, responsável por seus efeitos. Inclui também o veículo ou excipiente, que compreende substâncias geralmente inertes, utilizadas para a fabricação e a administração adequadas.

O remédio é encontrado, principalmente, sob duas formas:

- **Produto comercial:** produzido por laboratórios farmacêuticos, que os distribuem em embalagens fechadas para consumo em larga escala. Atualmente, é o mais usado pela grande maioria da população.
- **Produto oficinal ou formulação magistral:** remédio preparado em farmácias especializadas, que fazem a mistura dos componentes de acordo com as concentrações indicadas na prescrição médica. Destina-se a um consumo individualizado.

Existem atualmente três tipos de produtos comerciais: medicamentos genéricos, similares e de marca.

Medicamentos genéricos são produtos vendidos pelo nome de seu princípio ativo, com efeitos exatamente iguais aos dos produtos das marcas tradicionais. A garantia de qualidade é comprovada por testes especiais (bioequivalência e biodisponibilidade farmacêutica) realizados pela Agência Nacional de Vigilância Sanitária do Ministério da Saúde. Têm a mesma eficácia que as marcas tradicionais, custam menos e podem ser utilizados com toda a segurança.

O QUE É?

Teste de bioequivalência é o aquele que avalia se o medicamento tem a mesma composição e dosagem que o produto de referência. Teste de biodisponibilidade é aquele que avalia se o genérico produz o efeito e atinge a maior concentração no sangue no mesmo tempo que o produto de referência.

Medicamentos similares são produtos que apresentam o mesmo princípio ativo, a mesma concentração, forma farmacêutica, via de administração, posologia e indicação terapêutica dos medicamentos de marca ou de referência. Não são submetidos aos testes especiais de bioequivalência e biodisponibilidade. Os produtos similares não têm a frase "Medicamento genérico - Lei 9.787/99". Devem ter uma marca comercial ou o nome do princípio ativo junto com o nome do fabricante.

Medicamentos de marca são os produtos inovadores, cuja eficácia, segurança e qualidade foram comprovadas cientificamente por ocasião do registro. São geralmente remédios tradicionais e considerados de referência e habitualmente o seu preço é mais elevado.

A Tabela 3.1 a seguir descreve alguns exemplos dos três diferentes tipos de medicamentos existentes no mercado.

Tabela 3.1 | **Exemplos de nomes de medicamentos genéricos, de referência e similares.**

Medicamento genérico	Medicamento de referência	Medicamento similar	Indicação
Aciclovir	Zovirax®	Aviral®	Antiviral
Amoxicilina	Amoxil®	Amoxifar®	Antibiótico
Cefalexina	Keflex®	Cefaporex®	Antibiótico
Cloridrato de metoclopramida	Plasil®	Eucil®	Anti-emético
Dipirona sódica	Novalgina®	Nevralgina®	Antitérmico

Fonte: Elaborado pela autoria.

CUIDADOS QUE DEVEM SER TOMADOS

Compre, de preferência, em farmácia conhecida, com um nome a zelar e em que haja um farmacêutico (profissional com nível superior, formado em farmácia e bioquímica) sempre disponível.

Compre exatamente o produto que o médico prescreveu. Não aceite medicamento similar, sem antes pedir orientação do médico. O medicamento genérico pode ser usado como alternativa, desde que o médico não tenha escrito na receita: "não autorizo a troca".

Medicamento genérico é somente aquele que contém em sua embalagem, logo abaixo do nome do princípio ativo, a frase "Medicamento genérico - Lei 9.787/99".

Examine cuidadosamente a embalagem. Havendo qualquer sinal de violação, não aceite. Verifique o prazo de validade. Se este não for encontrado, não aceite. Leia atentamente a receita. Havendo qualquer dúvida, entre em contato com o médico.

DICA

Organize um horário racional, de acordo com os hábitos da família. Geralmente, os horários mais utilizados são os seguintes:

- **Cada 6 horas:** 6 - 12 - 18 - 24 h.
- **Cada 8 horas:** 7 - 15 - 23 h.
- **Cada 12 horas:** 8 - 20 h.

Quando se começa o tratamento em um horário complicado, no meio da madrugada, habitualmente não há problemas em se gradualmente assumir um dos horários descritos acima.

Pergunte ao médico se há influência da alimentação e como proceder. Não administre qualquer medicamento em ambiente escuro ou mal iluminado. A maioria dos medicamentos somente deve ser administrada quando a criança estiver acordada. Se porventura ela estiver dormindo no horário da medicação, aguarde alguns minutos (10 a 15 minutos) e então a acorde.

Após o uso, feche cuidadosamente o frasco ou a caixa. Guarde o remédio em armário trancado à chave, colocado em ambiente seco, de temperatura normal (nem muito quente, nem muito frio).

Terminado o tratamento, o que sobrar do remédio poderá ser guardado para eventual uso posterior (desde que prescrito pelo médico), na sua embalagem original e em armário trancado à chave. Quando for usado outra vez, a primeira providência será a de verificar se está dentro do prazo de validade e se não houve alteração de suas características. Restos inservíveis deverão ser jogados no vaso sanitário, puxando a descarga. A embalagem deverá ser jogada no lixo.

Regras Básicas de Educação para Segurança

Ensine a criança que remédio é um produto que deve ser tomado por pouco tempo, para melhorar algum problema que ela apresenta (febre, dor, tosse etc.),

DICA

Quando administrar um medicamento, sempre atue com naturalidade. Não engane a criança, fingindo que é um alimento gostoso, quando não é. Não diga que não vai doer, quando você sabe que vai. Não castigue, nem use procedimentos agressivos (tampar o nariz, pressionar as bochechas, segurar os braços com severidade etc.). Fuja da famosa frase "se você não se comportar, vai tomar uma injeção". Lembre-se de que todos nós podemos vir a precisar de injeções e estas podem ser decisivas para sararmos.

COMO FUNCIONAM OS MEDICAMENTOS

Depois de administrados, os medicamentos sofrem uma série de modificações e percorrem diversos caminhos dentro do organismo, até atingirem o órgão sobre o qual devem atuar ou os lugares em que se depositam, ou então, até serem eliminados. Isto é feito em várias etapas que, em conjunto, constituem a chamada farmacocinética. As etapas são as seguintes: absorção, distribuição, metabolização e excreção.

Absorção

É a passagem do medicamento do exterior para o interior do organismo. Existem várias vias de absorção: via oral, através da mucosa gástrica e intestinal; via respiratória, através da mucosa respiratória (inalação, por exemplo), via intramuscular, intravenosa e subcutânea (injeções, respectivamente no músculo, na veia e por baixo da pele); via retal, através da mucosa do reto (supositórios, por exemplo).

IMPORTANTE

Os medicamentos para uso tópico, como pomadas cutâneas e colírios, são compostos por substâncias dificilmente absorvidas pela pele ou pelas mucosas. Qualquer que seja a via, a absorção é completada quando o medicamento entra no sangue, para ser distribuído por todo o organismo.

Existem numerosos fatores que influenciam a absorção. Por exemplo, a absorção digestiva pode variar de acordo com o estado de repleção do estômago. A ingestão concomitante de um antiácido pode prejudicar ou favorecer a absorção de determinados medicamentos. Mais um motivo para seguir escrupulosamente a orientação do médico quando o medicamento for administrado.

Se a criança vomitar até cerca de 30 minutos após a administração do remédio, uma nova dose usualmente deve ser oferecida.

Distribuição

Consiste no movimento do remédio dentro do organismo até atingir o lugar onde vai agir (órgão--alvo), ou onde vai se depositar, ou então, até ser eliminado. Conforme suas características físico-químicas, os medicamentos podem permanecer mais ou menos tempo no sangue e podem se depositar em determinados órgãos.

Existem numerosos fatores que influenciam a distribuição. Por exemplo, vários medicamentos são distribuídos de modo diferente de acordo com a idade da criança. O lactente e a criança pequena têm um conteúdo de água relativamente maior que o adolescente. Nesse caso, um medicamento que se distribui na água corporal pode ter um funcionamento diferente. Por essa razão, nem sempre um remédio que é dado para uma criança de 12 anos pode ser dado para um lactente, mesmo usando as mesmas doses.

Metabolização

Consiste na transformação do medicamento absorvido em substâncias chamadas "metabólitos", que são menos potentes ou mais facilmente eliminadas. Uma das razões pelas quais os remédios são administrados em intervalos regulares é que eles perdem, após algum, tempo grande parte dos seus efeitos, pois são transformados em metabólitos menos potentes.

O principal órgão metabolizador é o fígado. Por essa razão, em crianças que têm problemas hepáticos, é preciso tomar cuidado com a administração de qualquer remédio.

Excreção

É a eliminação do medicamento ou dos seus metabólitos. O principal órgão excretor no organismo humano é o rim. Por isso, crianças que apresentam doenças renais somente devem receber medicamentos sob cuidadosa orientação médica. Alguns medicamentos podem ser eliminados pelas fezes ou pelos pulmões.

CUIDADOS COM MEDICAMENTOS USADOS COM FREQUÊNCIA

Antibióticos

Jamais use um antibiótico sem orientação médica. Quando o medicamento for prescrito, cumpra rigorosamente o horário estabelecido e administre-o durante todo o período de tempo determinado, mesmo que pareça que a criança melhorou. O medicamento foi prescrito para a infecção atualmente apresentada. Outra que aparecer mais tarde pode exigir tratamento diferente. Lembre-se de que antibiótico não é vacina e seus efeitos perduram apenas durante sua administração. Quando o tratamento termina, é possível que a criança venha a apresentar novamente a infecção para a qual o remédio foi usado. Para isso, basta ser exposta novamente a uma bactéria.

Um antibiótico não deve ser administrado para tratar outra infecção apresentada pelo paciente nem para outras pessoas que apresentem sintomas parecidos, sem orientação médica.

Os produtos comerciais que contêm antibióticos podem apresentar concentrações diferentes. Por exemplo, 250 mg, 500 mg ou 1 g por comprimido. Quando o médico prescrever uma dose determinada, por exemplo 250 mg a cada 6 horas, compre comprimidos de 250 mg. Se forem comprados comprimidos de 500 mg, vai ser necessário quebrar o comprimido ao meio. As duas partes podem não ser iguais ou podem ser perdidos alguns fragmentos. Outra lembrança importante é a de que o uso de uma suspensão de 500 mg/5mL não é necessariamente mais forte do que a de 250 mg/5mL. Depende da dose prescrita. Desta maneira, 5 ml de uma suspensão de 500 mg/5mL é absolutamente igual a 10 mL de uma suspensão de 250 mg/5mL.

Quando uma dose não for administrada no horário correto, procure administrá-la o mais rapidamente possível, mas se isso ocorrer perto da dose seguinte, pode-se utilizar o seguinte esquema:

- Quando o medicamento for prescrito para ser tomado uma vez por dia: esqueça a dose perdida e administre a seguinte 10 a 12 horas após.
- Quando for prescrito para ser tomado duas vezes por dia: esqueça a dose perdida e administre a seguinte 5 a 6 horas após.
- Quando for prescrito para ser tomado três ou mais vezes por dia: esqueça a dose perdida e administre a seguinte 2 a 4 horas após. A seguir, volte ao esquema regular.

IMPORTANTE

Informe ao médico qualquer distúrbio estranho apresentado pela criança, como erupção cutânea, diarreia, palidez intensa etc.

Antidiarreicos

É geralmente inútil e, muitas vezes, contraproducente, a administração dos antidiarréicos populares. A diarreia que melhora com esse tratamento quase sempre é autolimitada. Iria melhorar sozinha. Quando for mais grave, demorada ou acompanhada por comprometimento do estado geral da criança, seu tratamento deve ser feito sempre sob orientação do médico.

Antigripais

Existem em número considerável, com apresentações e composições as mais variadas. Incluem não apenas os assim chamados antigripais, como também os sedativos de tosse e expectorantes e os descongestionantes nasais e sistêmicos. Quase nenhum necessita de receita médica.

Na atualidade, tornaram-se um nome incorreto, visto não terem ação curativa nenhuma contra o vírus da gripe (influenza). Somente podem ser denominados antigripais aqueles agentes com ação específica contra o vírus, por exemplo, o oseltamivir.

É preciso sempre ter presente que, até o momento, não apareceu um medicamento específico que atua diretamente contra o vírus do resfriado. O que existe são remédios que podem atuar sobre algumas das manifestações da doença, como o mal-estar, as dores musculares, a febre, a tosse etc. As "famosas" injeções contra gripe não têm qualquer justificativa. Além de não terem valor terapêutico, sujeitam a criança que já está sofrendo com sua própria doença, a riscos e traumas desnecessários.

Como são medicamentos comprados sem orientação médica, é preciso ler atentamente a bula, particularmente na parte que se refere a efeitos colaterais, precauções e posologia. Lembrar que a bula é uma indicação genérica. Evidentemente, a bula não pode conhecer uma determinada criança, seu peso, sua altura e os problemas que está apresentando num determinado momento.

De qualquer modo, nunca se deve ultrapassar as doses recomendadas na bula quando não houver uma orientação médica.

Antitérmicos (remédios contra a febre)

Somente trate a febre se ela estiver associada com desconforto ou sofrimento da criança. Os antitérmicos são geralmente disponíveis sem prescrição. No entanto, ouça seu médico, pois é possível que ele tenha instruções especiais sobre a dose mais apropriada para a doença apresentada no momento.

Em geral, crianças e adolescentes menores de 12 anos de idade não devem tomar mais de cinco doses em 24 horas, nem tomar o medicamento por um período superior a 5 dias.

Os antitérmicos são eficazes quando administrados na dose correta. Quando em doses excessivas, podem produzir complicações bastante sérias. Avise ao médico se for observado o aparecimento de manifestações estranhas, por exemplo azia, distúrbios gástricos e intestinais, manchas na pele etc.

IMPORTANTE

Existe a impressão de que os remédios contra a febre não fazem mal. Não é verdadeira, pois podem ser muito perigosos quando administrados em doses superiores às recomendadas.

Alguns produtos, particularmente os que contêm ácido acetilsalicílico, não devem ser usados no tratamento da febre que acompanha certas infecções virais, especialmente varicela (catapora) e gripe (influenza). Foram descritos vários casos de uma doença grave (síndrome de Reye) associados com o seu uso naquelas condições.

Os remédios que contêm acetaminofeno não devem ser usados ou devem ser usados com cautela em crianças portadoras de problemas hepáticos. Antitérmicos à base de dipirona devem ser usados com cautela em crianças com doenças sanguíneas.

Pomadas cutâneas

As lesões de pele são parecidas. Quando a pomada é eficaz para um determinado tipo, pode ser ineficaz e até mesmo prejudicial para outro mesmo parecido,

A pomada incorretamente aplicada pode dificultar a cicatrização ou retardar a melhora do paciente. As pomadas de antibióticos ou de corticosteroides devem ser usadas com cuidado, de preferência sob orientação médica.

ANIMAIS DE ESTIMAÇÃO

Juliana Martins Monteiro Dias / Maria Del Rocío Nadal

Muitos estudos científicos têm demonstrado que a presença de um animal de estimação pode melhorar a qualidade e vida dos seres humanos, proporcionando benefícios para sua saúde física e mental.

Em relação às crianças, o convívio com um animal de estimação pode beneficiar seu desenvolvimento neurológico, social e emocional, bem como ajudar na consolidação de seus valores morais e éticos. Pesquisas mostram que a presença do animal, além de integrar mais a família, faz a criança:

- Desenvolver mais rapidamente sua coordenação motora e sua cognição;
- Aprender com mais facilidade sobre sua própria natureza, suas necessidades fisiológicas e sobre o ciclo da vida;

- Apresentar maior senso de responsabilidade, de cooperação e de cumplicidade;
- Desenvolver melhor sua identidade e sua autonomia;
- Ser mais extrovertida, afetiva, segura e estável emocionalmente;
- Apresentar maiores índices de liderança e de altruísmo;
- Aprender a lidar com aspectos não verbais da comunicação (gestos, posturas e movimentos);
- Melhorar sua socialização e ter menos problemas de comportamento.

COMO ESCOLHER O MELHOR ANIMAL CONFORME A IDADE DA CRIANÇA E O ESTILO DE VIDA DA FAMÍLIA

A criança só adquire maturidade para ter um animal de estimação por volta dos 5 ou 6 anos de idade. Antes desta idade, ela é incapaz de distinguir o animal de um brinquedo e pode machucá-lo (por meio de suas brincadeiras) ou pode sair machucada (dependendo da reação do animal ao tentar se defender). Além disso, a escolha do animal deve partir sempre do adulto e não ser fruto de uma ação impulsiva, barganha de troca ("se você largar a chupeta, eu te dou um cachorro"), compensação de perdas ou "modismos".

Existem diversos animais considerados de estimação hoje em dia, desde os populares cães até um exótico furão.

IMPORTANTE

Lembre-se de que não se trata de comprar um brinquedo, e sim de um ser vivo que precisa ser cuidado e respeitado! Desfazer-se do animal por descobrir sua incompatibilidade com o estilo da família é bastante traumático para todos e pode causar sofrimento ao animal que já se acostumou aos "seus humanos".

Para crianças entre 1 e 5 anos

Nesta idade as crianças são "pré-operatórias" e ainda não têm percepção dos sentimentos dos animais e nem noções de responsabilidade. O ideal são *pets* mais primitivos que estão protegidos em seu ambiente, cuja interação se dará principalmente no campo visual como os peixes, roedores e pássaros. O próprio animal e seu ambiente têm muitos elementos lúdicos que irão despertar nas crianças o interesse pela natureza.

Para crianças acima de 5 anos

Idade na qual as crianças já conseguem se colocar sob o ponto de vista do outro e têm noção de responsabilidade e dos sentimentos alheios. A recomendação são animais mais interativos e inteligentes como ferrets, gatos e cães.

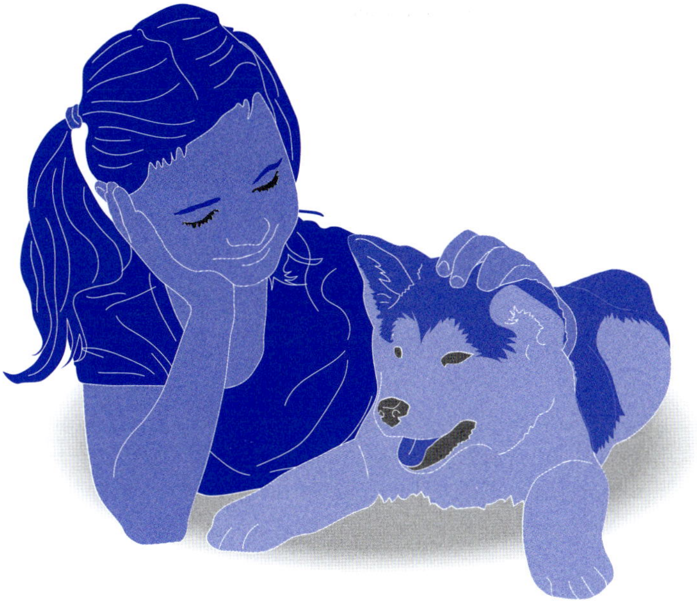

Figura 3.5 | **Criança interagindo com cachorro.**
Fonte: Elaborada pela autoria.

ORIENTAÇÕES NO MOMENTO DA AQUISIÇÃO/COMPRA DO ANIMAL

Alguns animais como peixes, roedores, répteis ou mesmo o furão podem ser adquiridos em bons "pet shops". Gatos e cães devem ser comprados diretamente de bons criadores especializados e jamais em um "pet shops" ou em feiras de rua, pois são ambientes de alto risco de doenças contagiosas para os animais. O bom criador vende filhotes somente com pedigree e com a garantia de doenças genéticas e infectocontagiosas. Além disso, está sempre selecionando o seu plantel para obter filhotes o mais dentro possível do padrão da raça que cria. Referências de bons criadores podem ser obtidas em revistas ou sites especializados.

DICA

No dia da aquisição do futuro animal de estimação, tenham em casa todos os acessórios necessários para a sua manutenção e use a mesma comida à qual ele já está habituado. O ideal é se informar com o criador ou com um veterinário sobre as necessidades diárias do animal e preparar o ambiente antes da sua chegada.

Você sabia que os animais de estimação têm sido utilizados pelos profissionais de saúde como forma de tratamento de diversas patologias com melhora física, emocional, cognitiva e social dos seus pacientes (adultos ou crianças)? A terapia assistida por animais já tem seus benefícios comprovados cientificamente e estudos mostram que a presença de animais em ambiente hospitalar reduz tempo de internação e melhora o humor das famílias e das equipes de saúde.

ANIMAIS DE ESTIMAÇÃO & DOENÇAS

Embora os animais de estimação possam proporcionar inúmeros benefícios para a saúde humana, conforme exposto anteriormente, a convivência com eles não está isenta de riscos, como as zoonoses e as doenças alérgicas.

O QUE É?

Zoonoses são infecções transmitidas ao ser humano pelos animais, inclusive os de estimação.

Em crianças, as principais vias de transmissão são mordidas e arranhões. Outras formas de transmissão incluem: saliva ou secreções respiratórias infectadas do animal; contaminação da água ou do ambiente por microrganismos presentes na urina ou nas fezes do animal; contaminação fecal-oral (transferência do microrganismo que estava nas fezes de um animal infectado para a mão e, em seguida, para a boca da criança); contato direto com animais doentes; e picada de insetos ou outros vetores trazidos para a casa pelo animal.

Geralmente causam doenças leves a moderadas, mas existe um grupo de pessoas com maior risco de doenças graves: pessoas que têm "as defesas do corpo" mais fracas, como crianças pequenas (abaixo de 5 anos), idosos, grávidas, imunodeprimidos (pessoas HIV positivas, por exemplo) e sob tratamento com medicamentos imunossupressores (como quimioterapia e corticoide). Para este grupo, o contato com animais requer algumas precauções especiais.

No entanto, para a maioria das pessoas, existem medidas simples, seguras e eficazes para a prevenção das zoonoses. São elas:

- Lavar as mãos após brincar ou cuidar do animal, bem como após ter contato com suas secreções, dejetos, alimentos ou água. Esta é a medida mais importante na prevenção de zoonoses!
- Levar regularmente seu animal de estimação ao veterinário para que se mantenha saudável e, por conseguinte, sua família também. Manter as vacinas do animal em dia (em especial contra a raiva) e seus parasitas controlados, bem como oferecer alimentação saudável e água potável. Não permitir que seu animal coma restos do lixo, fezes ou realize caças a pequenas presas.
- Ter boas práticas de higiene em relação ao animal: recolher rapidamente as fezes do cão e limpar diariamente a caixa de areia do gato, lavando sempre as mãos após. Não deixar a criança brincar em locais sujos com os dejetos do animal. Limpar sempre o aquário usando luvas.
- Evitar o contato com animais de procedência desconhecida, ou doentes (principalmente aqueles com diarreia ou machucados na pele), ou com animais silvestres.
- Ensinar seu filho a ter cuidados apropriados para com o bichinho de estimação e supervisionar sempre qualquer interação enquanto ele for menor de 5 anos. Orientar seu filho a lavar as mãos após brincar com o animal, principalmente antes das refeições.
- Lavar as mãos antes de amamentar ou de preparar a mamadeira/refeição de seu filho.

Enquanto seu filho for menor que 5 anos, evitar o contato dele com répteis (lagartos, cobras e tartarugas), anfíbios (sapos, rãs, salamandras), pintinhos, patinhos e animais silvestres. Atenção redobrada em visitas a fazendas, feiras de animais e zoológicos.

A Tabela 3.2 apresenta as principais doenças infecciosas transmitidas por cada animal de estimação, bem como o patógeno envolvido e o modo de aquisição.

Tabela 3.2 | **Principais zoonoses transmitidas por cada animal de estimação.**

ANIMAL	Doença / Patógeno	Via de transmissão
Cão 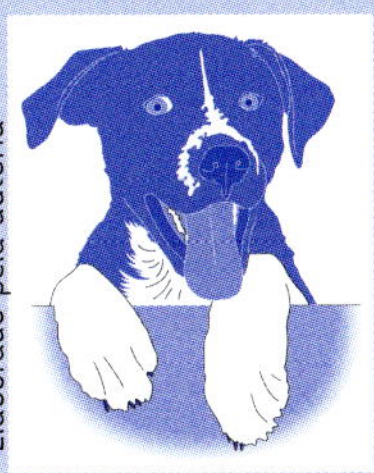 Elaborado pela autoria	Raiva Vírus	Mordida ou arranhadura (saliva)
	Infecção de partes moles Pasteurella spp.	Mordida ou arranhadura
	CIVD*/ Púrpura / Insuficiência renal Capnocytophaga	Mordida ou arranhadura ou contato com secreções
	Diarreia / disenteria Salmonella spp. Campylobacter Cryptosporidium Giardia lamblia	Via fecal-oral ou ingestão de água e alimentos contaminados e contato direto com animais com diarreia
	Toxocaríase Toxocara canis	Ingestão de ovos do chão contaminado pelas fezes do animal (filhotes)
	Doença de Lyme B. burgdorferi	Picada de carrapato
	Calazar Leishmania	Picada de mosquito
	Leptospirose Leptospira interrogans	Contato com urina de animais e água contaminada
	Micoses de pele Fungos	Contato direto
	Bicho geográfico Larva migrans cutânea	Penetração de larvas na pele; fezes do animal
Gato 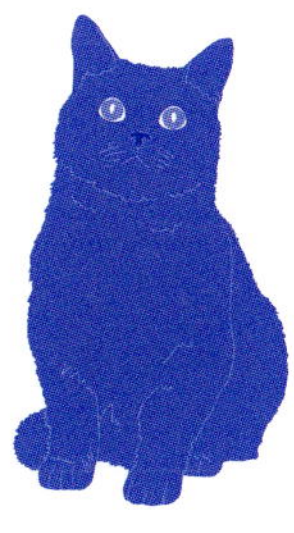 Elaborado pela autoria	Raiva Vírus	Mordida ou arranhadura (saliva)
	Doença da arranhadura do gato Bartonella henselae	Arranhadura ou mordida (principalmente filhotes)
	Infecção de partes moles Pasteurella multocida	Mordida ou arranhadura
	Diarreia / disenteria Salmonella Campylobacter Cryptosporidium Giardia	Via fecal-oral ou ingestão de água ou alimentos contaminados

ANIMAL	Doença / Patógeno	Via de transmissão
Gato	Toxocaríase Toxocara cati	Ingestão de ovos do chão contaminado pelas fezes do animal (filhotes)
	Toxoplasmose Toxoplasma gondii	Ingestão de oocistos de fezes de gatos e consumo de carne mal cozida
	Micoses de pele Fungos	Contato direto
	Bicho geográfico Larva migrans cutânea	Penetração de larvas na pele; fezes do animal
Pássaros	Psitacose Chlamydophila psittaci	Contato com fezes e secreções respiratórias (principalmente papagaios, calopsitas, araras)
Elaborado pela autoria 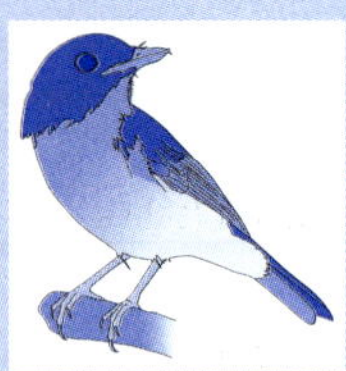	Criptococose Cryptococcus neoformans	Inalação de aerossóis acumulados em fezes (de pombos)
	Histoplasmose Histoplasma capsulatum	Inalação de aerossóis acumulados em fezes
Peixe	Infecção de pele Mycobacterium marinum	Limpeza de aquários
Répteis (tartarugas, cobras, iguanas)	Salmonelose Salmonella spp.	Ingestão de água e alimentos contaminados (com fezes) e contato direto
Ferret (Furão)	Gripe	Inalação de aerossóis
	Diarreia Giardia Salmonella spp. Campylobacter	Ingestão de água e alimentos contaminados
Roedores (Chinchilas, camundongos, hamster, porquinho-da-Índia)	Micoses de pele Fungos	Contato direto
	Diarreia Salmonella spp. Campylobacter (hamster)	Ingestão de água e alimentos contaminados
	Leptospirose (ratos) Leptospira interrogans	Contato com urina de animais de água contaminados
	Febre da mordedura do rato Streptobacillus moniliformis	Mordida
Elaborado pela autoria 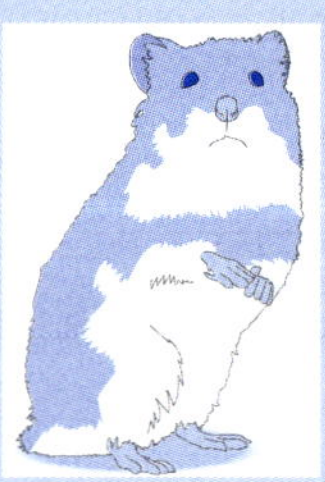	Raiva (raro) Vírus	Mordida ou arranhadura
	Verminose Hymenolepis nana Hymenolepis diminuta	Via fecal-oral
	Infecção Vírus da coriomeningite linfocítica	Contato com secreções de roedores infectados e inalação de aerossóis

ANIMAL	Doença / Patógeno	Via de transmissão
Coelho 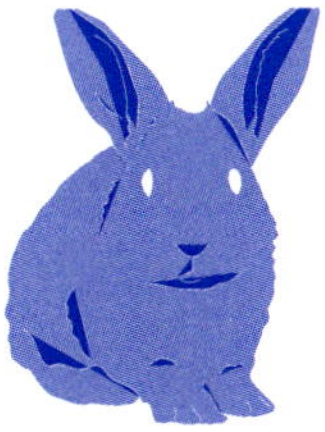 Elaborado pela autoria	Diarreia Salmonella Yersínia Cryptosporidium	Via fecal-oral
	Doenças do sistema respiratório inferior, sinusite Pasteurella multocida	Contato com secreção respiratória
	Micoses de pele Fungos	Contato direto
	Raiva Vírus	Mordida

Fonte: Elaborado pela autoria.

ANIMAIS DE ESTIMAÇÃO & ALERGIA

Os animais de estimação podem desencadear uma doença alérgica através de seu pelo, saliva ou outras substâncias produzidas por eles. O animal de estimação não faz com que a pessoa se torne alérgica, mas pode desencadear o sintoma alérgico em indivíduos geneticamente predispostos. Alguns estudos mostram que cerca de 10% da população é alérgica a animais de estimação.

Antes de trazer um animalzinho novo para sua casa, saiba que os melhores animais de estimação para pessoas alérgicas são aqueles sem pelos e que não produzam substâncias que desencadeiem alergia, exemplos: peixes (aquários pequenos), répteis, tartarugas, anfíbios; mas estes animais podem causar zoonoses e não são recomendados para crianças abaixo de 5 anos de idade e pessoas com imunodeficiências. Quando o assunto é alergia, os gatos são geralmente mais alergênicos do que os cães.

DICA

Se a criança é pequena e ainda não apresentou sintomas alérgicos, vale aguardar até que complete 6 anos e, se não tiver alergias e os testes alérgicos são negativos, considerar junto com o pediatra a aquisição do animal. Se possível, tentar expor a criança ao animal algumas vezes antes de trazê-lo para casa, pois desta forma dará para saber se alguma alergia se manifesta no período.

Se já possuem o animal e querem mantê-lo, apesar da alergia: o animal deve ser mantido fora do quarto do familiar alérgico e, se possível, fora da casa (tomando-se os devidos cuidados para com o animal). Deve-se também restringir o acesso do animal ao menor número de cômodos possível.

O membro da família que tem alergia não deve carregar, abraçar ou beijar o animal. Além disso, a limpeza diária do ambiente (aspiração de carpetes e tapetes, limpeza das paredes e pisos e utilizando filtros nos aquecedores/ar-condicionado e purificadores de ar) e os banhos semanais no animal podem reduzir a exposição ao alérgeno.

Alguns sintomas de alergia desencadeados pelo animal podem ser óbvios (como chiado, espirros e manchas vermelhas pelo corpo logo após a exposição ao animal). Às vezes, porém, os sintomas são sutis, sendo necessários exames (de sangue ou específicos de alergia) para confirmar o diagnóstico. No entanto, cuidado para não culpar o animal injustamente! A criança pode ser alérgica a outra substância. Na suspeita, você deve conversar com o pediatra e nunca mandar o animal embora antes de ter certeza.

SAIBA MAIS

A exposição precoce (intraútero e no primeiro ano de vida) a animais de estimação como cães e gatos diminui a "sensibilização alérgica" das crianças e faz com que elas tenham menos doenças alérgicas? Vários estudos já comprovaram este dado, o mecanismo exato deste efeito protetor ainda não é conhecido, sendo necessárias mais pesquisas sobre o assunto.

VIAJAR COM CRIANÇAS

Renata D Waksman

Viajar com os filhos requer um planejamento com vários meses de antecedência e cuidados especiais, que vão desde o preparo da documentação de todos, chegada ao aeroporto, refeições, proteção do sol, até a segurança no carro, no hotel e na água. Algumas regras devem ser respeitadas: em qualquer viagem, não importa o meio de transporte, os pais ou responsáveis devem levar seus documentos (de identidade e carteira de motorista), a certidão de nascimento ou a identidade dos filhos, passaporte válido de todos com visto para todos os países que exigem estes documentos.

Antes da viagem, é recomendável passar em consulta com o pediatra e com o dentista, verificar toda a documentação necessária, hospital indicado no destino, cobertura que o plano de saúde oferece ou contratar um plano especial apenas para a viagem e elaborar lista com: telefones do pediatra, da seguradora do carro, da central de atendimento do plano de saúde e dos parentes mais próximos.

Escolha um roteiro, planeje com antecedência o local de destino, hospedagem, o meio de transporte, a duração da viagem; priorize locais adequados para a idade das crianças; evite temperaturas muito baixas ou muito altas; entre em contato com os locais de destino (hotel, pousada, casa alugada) antes para saber o que oferecem.

DICA

Os itens que não podem ser esquecidos devem estar numa lista, preparada com antecedência - para crianças pequenas numa mochila ou bolsa devem estar: fraldas, lenços umedecidos, chupetas, mamadeiras, remédios, muda de roupa limpa e brinquedos.

Na consulta com o pediatra, vários assuntos serão tratados, como: atualização das vacinas e relatório médico de todos, considerações especiais aos que viajam para países em desenvolvimento (doenças como malária, parasitoses intestinais, tuberculose, orientações de prevenção para dengue e outras arboviroses) e como montar uma "farmácia para viagem" (com antitérmico, antialérgico antiemético, medicamentos de uso contínuo, repelente, protetor solar, curativos adesivados, antisséptico, álcool em gel, pomada para picadas e termômetro).

Se alguém ficar doente durante a viagem, o kit de primeiros socorros e a farmácia devem estar sempre à mão, é importante saber onde fica o hospital mais próximo, qual o número da emergência naquele país, saber onde terão direito a atendimento pelo seguro viagem ou convênio médico. Problemas de saúde na viagem: diarreia, lesões dermatológicas (mordidas e picadas de animais, larva migrans e queimaduras de sol), doenças febris sistêmicas - especialmente malária -, doenças respiratórias.

Sintomas comuns em viajantes:

- **enjoo do movimento (cinetose):** causado por "conflito entre olho e orelha": a orelha interna detecta o movimento, mas os olhos - focados no carro ou em outro veículo - não, estes sinais mistos chegam ao cérebro e podem causar náusea, tontura, vômitos, palidez e suor frio. É frequente ocorrer em barcos ou navios, aviões, ônibus e carros. Para combater: refeição leve antes de sair, alimentos de fácil digestão e evitar gorduras, evitar comer durante viagens curtas e, se o enjoo começou, oferecer cream crackers, fazer paradas frequentes, estimular a criança a olhar para fora do carro, tentar focalizar num objeto que esteja parado, manter a janela aberta e usar encosto de cabeça para minimizar os movimentos.
- **dor e desconforto nas orelhas durante a decolagem e/ou pouso do avião:** devido à pressão na orelha média enquanto tenta manter a pressão do ar, que está em rápida mudança - pode ser problemática no momento do pouso -, mas a pressão no ouvido médio pode ser equalizada pelos atos de engolir, bocejar ou mastigar chiclete (idade apropriada!), bebês podem ser amamentados ou sugar mamadeira. Sem evidências de benefícios - administrar antialérgicos e descongestionantes.
- **"jet lag":** pode alterar os padrões de sono em todas as idades, pois em viagens longas pode levar um tempo para o relógio interno recuperar o atraso. Os sintomas são de cansaço - o corpo ficou acordado por mais tempo que o normal, desconforto gástrico e até insônia. Como lidar: tentar ajustar os horários de sono da família 2 ou 3 dias antes descansar bastante; antes da viagem; durante o voo dormir o mais possível tomar muita água (desidratação contribui para piorar os efeitos do "jet lag"); alongar-se regularmente; e andar pelo corredor. Após a chegada, realizar atividades externas, aproveitar a luz do dia e seguir o horário local - tentar manter as crianças acordadas até a hora que costumam ir dormir.
- **intoxicação e exageros alimentares:** podem ocorrer por ingestão de alimentos contaminados, água não tratada, excesso de lanches, de açúcar ou temperos. O que fazer: avaliar a higiene dos restaurantes e lanchonetes escolhidos; lavar as mãos antes e depois das refeições; evitar alimentos crus ou mal cozidos, vendedores ambulantes (praia e rua); consumir somente água mineral (para beber, lavar frutas, legumes, verduras e no preparo de mamadeiras); levar alimentos industrializados para os bebês; aproveitar as frutas do restaurante para as sobremesas e lanches e maiores de 1 ano podem comer os alimentos servidos no hotel; chupetas e mamadeiras podem ser esterilizadas na cozinha do hotel. Escolham restaurantes que ofereçam cardápio para crianças e evitem restaurantes nos horários de pico, quando há longas filas de espera. Fazer reservas sempre que possível e escolher horários mais calmos.

IMPORTANTE

Sempre que possível, permita que as crianças ajudem a fazer as malas, levar roupas adequadas ao clima do local de destino, calcular uma troca por dia (para crianças pequenas duas ou três), escolher roupas que não amassam com facilidade e são fáceis de lavar (em máquinas de lavar roupa), providenciar uma mochila para cada criança levar, contendo uma troca de roupa completa, objetos para higiene pessoal, brinquedo, livro ou jogo de sua escolha. Não deixar que seus filhos se acostumem que sejam vocês a arrumar, embalar e carregar suas bagagens!

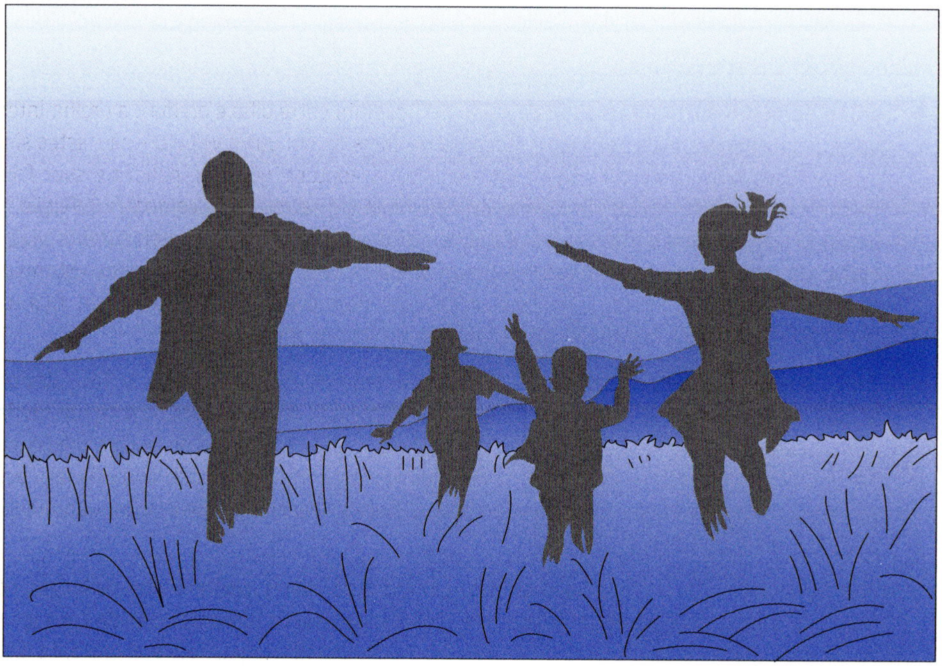

Figura 3.6 | **Viagem em família.**

Fonte: Elaborada pela autoria.

ONDE SE HOSPEDAR - HOTEL OU CASA?

Alugar uma casa ou apartamento geralmente é melhor quando se viaja com crianças devido a alguns fatores: poder entrar e sair a toda hora, ter mais liberdade para todos, quando a família é grande haverá mais espaço e um ambiente para todos estarem juntos, aluguel fica mais barato, dá para aproveitar a cozinha para o preparo das refeições.

Mas a casa não tem serviço de limpeza diário, precisa cozinhar e lavar a louça e pode não ter algumas comodidades de hotel, como áreas comuns, refeitório, uma piscina maior, parquinho infantil. Seja na casa ou no hotel, algumas atitudes são importantes: procurar por perigos e riscos, verificar janelas, portas, varanda, box, iluminação, fios elétricos e trancas.

DICA

Transforme o quarto em ambiente à prova de crianças: cobrir tomadas, travas de gavetas e vaso sanitário, remover copos, facas, fósforos, isqueiros, máquinas de café, cosméticos, produtos de higiene e limpeza. Deixar sempre as portas trancadas e ensinar as crianças a não abri-las para ninguém. Solicitar berço e banheira – verificar antes se são seguros.

Em resorts, conhecer quem vai cuidar das crianças, quais as atividades por faixa etária, em que ambientes vão ficar, qualificação dos monitores, nos locais de comer e brincar - como é a limpeza, manutenção, medidas de segurança e supervisão. Avaliar o playground e procurar por perigos em potencial. Áreas de lazer - verificar se são apropriadas e divididas por idades.

MEIOS DE TRANSPORTE

Deve-se fazer revisão completa do automóvel, atualizar a documentação e o seguro, respeitar as regras de trânsito do local de destino. Se a opção for alugar carro, antes da viagem solicitar assentos de segurança adequados para cada criança. A maneira correta e segura de transportar crianças está descrita na seção Acidentes de Trânsito.

Escolher percursos mais curtos, para não tornar a viagem cansativa. Parar pelo menos a cada 2 horas para descansar, alimentar as crianças e levá-las ao banheiro e - muito importante - providenciar atividades para passar o tempo, como: jogos, brinquedos e livros. Em caso de viagens longas, ter sempre à mão água mineral, lanches, mamadeira, lenços descartáveis, toalha pequena e muda de roupa.

Em viagens de avião, fazer tudo com calma e com bastante tempo, usar roupas e calçados fáceis de retirar durante o rastreio de segurança, usar carrinho para transportar crianças pequenas pode facilitar a passagem pela segurança até o portão de embarque, levar assento de segurança ou disponibilizar um no destino de chegada. Entrar em contato com a companhia aérea antes da viagem para saber qual é sua política para crianças pequenas: se é possível comprar assento, solicitar berço, melhor fileira para reservar os assentos, onde a cadeirinha ficará (despachada ou pode entrar no avião) e solicitar dieta. No avião, as crianças devem ocupar assentos centrais ou janela.

Em navios, verificar antes com a companhia a partir de que idade é permitido o ingresso, gestantes necessitam de atestado médico para fazer a reserva e podem não ser aceitas por algumas companhias a partir do 7º mês. Menores de 18 anos devem estar sempre acompanhados por um adulto. Entre as medidas de segurança, manter o piso livre de obstáculos, deixar uma luz acesa à noite para poder enxergar o interior claramente e não beber ou fumar dentro da cabine.

Alguns pontos tem que ser levados em consideração no destino:

- supervisionar as crianças o tempo todo, respeitar os moradores locais;
- usar roupas adequadas para o clima e local;
- planejar o itinerário diariamente;
- identificar marcos para não se perderem;

- conhecer os contatos em caso de emergência e respeitar as regras de segurança para o transporte e atividades aquáticas.

IMPORTANTE

Sua programação precisa ter flexibilidade. Se algo não der certo, se não sair como foi planejado, sigam o fluxo e pensem no quanto é bom ver o mundo, ter novas experiências, abrir a mente, não importa para onde viajarem. Aproveitem as férias, mas lembrem-se que a prevenção de acidentes não tem descanso!

POLUIÇÃO AMBIENTAL E A SAÚDE DAS CRIANÇAS

Sylvia Costa Lima Farhat / Cláudio Schvartsman

Nos dias de hoje, todos estamos expostos a contaminantes ambientais seja pelo ar, água, solo, ou alimentos; porém as crianças, como apresentam maior suscetibilidade, no geral, são muito afetadas.

SAIBA MAIS

Segundo a Organização Mundial da Saúde, todos os anos, os riscos ambientais – como a poluição do ar interior e exterior, fumo passivo, água não segura, falta de saneamento e higiene inadequada – tiram a vida de 1,7 milhão de crianças menores de 5 anos.

A comprovação científica dos danos à saúde causados por determinados agentes não é uma tarefa simples. Nem sempre fatos observados, comprovados e relatados são rapidamente considerados, pois para cada agente químico desenvolvido pelo homem, há uma indústria investindo na divulgação de negativas de relação entre seus produtos e os efeitos nocivos à saúde humana.

Nas últimas duas a três décadas, novos produtos químicos sintéticos que entraram nos mercados têm grande potencial de causar danos à saúde das crianças, que nem sempre são considerados perigosos pelas agências reguladoras. Alguns exemplos: ftalatos (encontrados em plásticos e brinquedos); disruptores endócrinos; herbicida glifosato.

POR QUE AS CRIANÇAS SÃO SUSCETÍVEIS?

Exposição a fatores ambientais diversos ocorre desde a fase uterina. A infância é um período de rápido crescimento e desenvolvimento, acompanhado por mudanças no comportamento, no funcionamento de órgãos e na capacidade metabólica. Esses fatores podem ser prejudicados pela exposição a agentes tóxicos.

Também, as alterações epigenéticas que modificam a ativação de certos genes, sem afetar diretamente a sequência de DNA, são influenciadas por fatores ambientais. Essas modificações em resposta à exposição a poluentes diversos podem causar maior ou menor expressão gênica que pode impactar na saúde das crianças.

IMPORTANTE

As pessoas que cuidam de crianças têm responsabilidade direta sobre sua segurança e saúde. Crianças dependem de adultos para não serem expostas excessivamente à luz solar, a pesticidas usados em casa, para que não inalem fumaça de cigarro e para serem protegidas de outros agentes agressores ambientais.

Múltiplos são os fatores que aumentam a possibilidade de uma criança ser exposta a agentes perigosos à sua saúde. Rápido crescimento e desenvolvimento ocorrem desde a vida embrionária até os primeiros anos após o nascimento, como observado nos pulmões, cérebro e nos outros órgãos. Exposição a algum agente tóxico pode levar a problemas de formação, de função dos órgãos, modular e/ou interferir na função de genes ao longo da vida (epigenética).

Do nascimento até os 4 anos de vida, o número de alvéolos pulmonares aumenta de 24 milhões para 257 milhões. O desenvolvimento celular e funcional dos pulmões se completa apenas aos 6-8 anos de vida. Disso resultam permeabilidade e susceptibilidade maiores a substâncias inaladas.

A taxa respiratória de um lactente é maior do que o dobro daquela de um adulto, mesmo em repouso, inalando proporcionalmente maiores concentrações de poluentes.

As vias aéreas de crianças pequenas são mais estreitas. Assim, a irritação causada pelos poluentes levará a sintomas mais importantes de obstrução e a maior desconforto respiratório. Além disso, lactentes ingerem sete vezes mais água por quilograma de peso do que um adulto, e crianças de 1 a 5 anos consomem três a quatro vezes mais alimentos por quilograma de peso do que um adulto. Por exemplo: crianças comem cerca de 15 vezes mais maçãs do que adultos e, portanto, estão mais expostas a possíveis resíduos de pesticidas.

A pele do lactente jovem e, em especial, do recém-nascido é altamente permeável, podendo absorver rapidamente algumas substâncias tóxicas.

Poluição do ar

A poluição do ar pode ser dividida em poluição *indoor* (ambientes fechados) e poluição *outdoor* (poluição atmosférica).

A poluição atmosférica depende da quantidade e qualidade dos poluentes produzidos, além da dispersão destes pelos ventos e pela chuva.

Muitas são as fontes de emissão de poluentes atmosféricos: atividade industrial, queima de combustível fóssil (veículos e indústria), queima de madeiras (fogueiras, queimadas) entre outras. Nas grandes cidades, como São Paulo, a emissão veicular é a principal responsável pela emissão de poluentes.

Os principais poluentes encontrados na atmosfera são: material particulado inalável (PM_{10} com menos de 10 micrômetros (μm) de diâmetro; $PM_{2,5}$ com menos de 2,5 micrômetros (μm) de diâmetro e $PM_{0,1}$ com menos de 0,1 micrômetros (μm) de diâmetro); ozônio (O_3), dióxido de enxofre (SO_2), dióxido de nitrogênio (NO_2), monóxido de carbono (CO) e compostos orgânicos voláteis como o benzeno e hidrocarbonetos, além de elementos químicos e substâncias que podem ser adsorvidas nas partículas finas ($PM_{2,5}$) e ultrafinas($PM_{0,1}$).

Diversos estudos no mundo têm demonstrado associações entre exposição aos principais poluentes atmosféricos e doenças respiratórias na criança (presença de rinite, chiado, tosse, pneumonia, diminuição da função pulmonar); doenças cardiovasculares (sendo as crianças portadoras de doenças hematológicas, como doença falciforme, mais suscetíveis); agravo no controle de doenças reumatológicas. Também, a exposição à poluição do ar tem sido associada à piora de indicadores de saúde como mortalidade, número de hospitalizações e visitas a pronto-socorro.

Exposição pré-natal à poluição do ar relacionada ao tráfego (incluindo partículas inaláveis e hidrocarbonetos aromáticos policíclicos) tem sido associada a mudanças comportamentais e da prejuízo no neurodesenvolvimento. Também, alguns estudos têm sugerido associação entre exposição a partículas inaláveis como PM10, PM2,5 e autismo e desordem de atenção/hiperatividade em crianças. Porém, é necessário que sejam realizados mais estudos para melhores conclusões a esse respeito.

A Tabela 3.3 apresenta os principais poluentes atmosféricos, fontes de emissão e efeitos sobre a saúde

Tabela 3.3 | Principais poluentes responsáveis pela poluição outdoor.

POLUENTE	FONTE DE EMISSÃO	EFEITO SOBRE A SAÚDE
Material Particulado Inalável	PM_{10} - poeira do solo, das rochas (crosta terrestre) e em combustões descontroladas. $PM_{2,5}$ e $PM_{0,1}$- combustão de combustíveis fósseis (veicular, incineradores e termoelétricas) e atividade industrial.	Irritação e inflamação do trato respiratório superior e inferior: rinite, tosse, chiados e agudização de crises de asma. Danos ao sistema cardiovascular e possíveis danos no neurodesenvolvimento
Ozônio (O3)	Derivado de reações químicas entre o NO_2 e hidrocarbonetos na presença da luz solar.	Causa danos às células respiratórias: sensação de queimação, dificuldade respiratória, chiado e crise de asma
Dióxido de Nitrogênio (NO_2)	Principal fonte de emissão é a veicular. As usinas termoelétricas e indústrias que utilizam combustíveis fósseis também contribuem	Toxicidade às vias respiratórias baixas: chiado, tosse e cansaço

POLUENTE	FONTE DE EMISSÃO	EFEITO SOBRE A SAÚDE
Monóxido de Carbono (CO)	Queima de combustível fóssil e madeira (veicular, indústrias, siderúrgicas, queimadas)	Aumento no número de óbitos intrauterinos, aumento de risco para infartos e acidente cerebral em idosos
Formaldeído	Combustão de combustíveis fósseis (gasolina, diesel)	Rinite, conjuntivite, sensação de queimação nasal e na garganta. Pode exacerbar crise de chiado em lactentes e crianças sensíveis. Exposição prolongada e intensa é associada a aparecimento de câncer nasofaríngeo e pulmonar.
Benzeno	Evaporação da bomba de gasolina e combustão incompleta da gasolina	Agente tóxico para medula óssea e células do sangue. Exposição crônica a níveis baixos pode causar leucemia e linfoma.
Chumbo	Fábricas de baterias, de radiadores, de plásticos especiais, fundições e pela queima de gasolina que contenha chumbo.	Rebaixamento do quociente de inteligência (QI), alteração de comportamento, irritabilidade, desânimo, anemia, cólicas abdominais, obstipação, náuseas e vômitos até quadros graves de encefalopatia.

Fonte: Elaborado pela autoria.

Em relação à poluição *indoor*, esta é representada pelos poluentes formados no ambiente interno e por aqueles trazidos do ambiente externo pela ventilação.

Muitos materiais usados em uma residência liberam compostos orgânicos voláteis, mesmo nas variações normais de temperatura que ocorrem dentro de casa, como: álcool e acetona (usados como solvente, em acabamento de tapetes, tintas, vernizes e tinta de copiadora), benzeno (solvente em tintas, óleos, plásticos e borracha), formaldeído etc. Este último é um potente irritante de mucosas, causador de rinite, conjuntivite, sensação de queimação no nariz e garganta, além de poder agravar crises de chiado em lactentes e crianças sensíveis. A exposição prolongada e intensa a formaldeídos está associada a aparecimento de câncer nasofaríngeo e pulmonar.

Também, são fontes importantes de poluição *indoor* a fumaça de cigarro, a queima de gás no fogão ou queima de lenha em fogões, churrasqueiras ou lareiras.

A fumaça de cigarro exalada pelo fumante ou pela queima do cigarro, cigarrilha ou cachimbo contém uma mistura de cerca de 4.700 substâncias tóxicas diferentes, entre elas monóxido de carbono (CO) que tira o oxigênio das células, nicotina, alcatrão, formaldeido. A criança exposta ao fumo passivo apresenta efeitos agudos respiratórios que incluem infecções das vias aéreas superiores (IVAS, otite média com infusão) e inferiores (pneumonia, chiado e crises de asma), além de estar associado à síndrome de morte súbita.

Exposição intraútero (pela mãe fumante ou pela exposição passiva) e exposição nos primeiros anos de vida à fumaça de cigarro são importantes fatores de risco para o desenvolvimento de doenças crônicas ao longo da vida da criança.

A queima de gás natural resulta na emissão de dióxido de nitrogênio (no_2) e monóxido de carbono (CO). Os níveis de NO_2 geralmente aumentam no inverno devido à redução da ventilação dos ambientes nos dias frios. Cuidado importante deve ser dado ao uso de aquecedores a gás, pois, se o ambiente não apresentar ventilação adequada e a queima do gás for incompleta, poderá haver acúmulo de CO no ambiente e causar intoxicação. O CO tem uma característica singular de não apresentar cheiro nem gosto. A pessoa inala o gás sem perceber qualquer anormalidade. Quando a intoxicação aguda chega a um determinado nível, podem ocorrer dor de cabeça, enjoos ou vômitos, fraqueza, palpitações, tontura ou sonolência, desmaio, e se, a vítima não for atendida a tempo, pode levar à morte.

A Tabela 3.4 apresenta os principais poluentes encontrados em ambiente fechado e seus efeitos sobre a saúde.

Tabela 3.4 | **Principais poluentes responsáveis pela poluição indoor.**

POLUENTE	FONTE DE EXPOSIÇÃO	EFEITO SOBRE A SAÚDE
Fumaça de cigarro	Cigarro, cigarrilha, cachimbo	**Curto Prazo** Infecções respiratórias do trato superior (IVAS, otite média com infusão) e do trato inferior (pneumonia), aumento na incidência de síndrome de morte súbita e aumento de crises de chiados. **Longo Prazo** Inalação de fumaça de cigarro durante a infância, em especial nos menores de 6 meses, leva à diminuição da função pulmonar e ao aumento na incidência de asma e de câncer.
Dióxido de Nitrogênio (NO_2)	Combustão de gás nos fogões, aquecedores	Toxicidade às vias respiratórias baixas: chiado, tosse e cansaço
Material Particulado Inalável (PM_{10})	Queima de madeira em fogões, lareiras, poeira trazida pela ventilação	Irritação e inflamação do trato respiratório superior e inferior: rinite, tosse, chiados e agudização de crises de asma; inflamação sistêmica.
Formaldeído	Madeiras compensadas, mobílias confeccionadas com madeira prensada, carpetes sintéticos	Rinite, conjuntivite, sensação de queimação nasal e na garganta. Pode agravar crise de chiado em lactentes e crianças sensíveis. Exposição prolongada e intensa está associada a aparecimento de câncer nasofaríngeo e pulmonar.

Fonte: Elaborado pela autoria.

POLUIÇÃO DO SOLO

O solo pode conter agentes contaminantes através da deposição destes que se encontravam suspensos no ar, da presença de poluentes nos aterros de lixo não sanitários e através do uso de pesticidas. Também áreas próximas a indústrias químicas, siderúrgicas, fundições podem ser contaminadas com agentes tóxicos como chumbo, mercúrio, dioxinas etc.

A utilização de pesticidas é uma forma importante de contaminação do solo. Existem mais de 900 compostos químicos registrados nos Estados Unidos como pesticidas (inseticidas, herbicidas, fungicidas e venenos contra roedores).

As crianças pequenas ficam expostas a esse tipo de contaminação, pois engatinham, brincam e exploram o ambiente, muitas vezes levando à boca objetos e mãos contaminados.

POLUIÇÃO DA ÁGUA

A água pode ser contaminada por agentes tóxicos devido à deposição dos mesmos que estejam suspensos no ar, ao escoamento de esgotos não tratados, liberação de lixo tóxico industriais em rios, ao uso de agrotóxicos na agricultura com contaminação direta da água e à contaminação do solo por agentes tóxicos (em lixões, aterros não sanitários) que podem infiltrar o solo, atingido os lençóis freáticos.

Os contaminantes biológicos são bactérias, vírus, protozoários e parasitas que podem levar a sintomas gastrointestinais como diarreia, vômitos e até desidratação. Os agentes químicos mais importantes são chumbo, arsênico, mercúrio, nitratos, benzeno, pesticidas, compostos clorados. Os agentes radioativos podem atingir a água pelo derramamento de lixo radioativo mal manipulado ou devido a acidentes.

Computador, roteador e as ondas geradas são inferiores às observadas no uso do celular. Como em toda nova tecnologia, bom senso é recomendado na utilização desses recursos enquanto estudos estão em desenvolvimento.

SITES E APLICATIVOS SOBRE SAÚDE DA CRIANÇA

Albert Bousso

A Internet já é ferramenta essencial no cotidiano de todas as pessoas. Permite o acesso às informações cujo crescimento evolui de maneira exponencial. Sites sobre informações médicas ou relativas à saúde estão entre os mais frequentemente acessados, e é claro que informações sobre a saúde infantil não poderiam faltar.

Entretanto, é preciso certa cautela na escolha do site para consulta, pois alguns trazem informações de origem nem sempre confiável. Existem inúmeros sites que abordam diversos aspectos do cuidado da criança e do adolescente. Apresentamos, na Tabela 3.5, uma relação de sites de língua inglesa e portuguesa que julgamos úteis para pais e pessoas envolvidas com o cuidado de crianças e adolescentes.

Tabela 3.5 | **Sites úteis para o cuidado de crianças e adolescentes.**

Sites em língua portuguesa	
Site	**Descrição**
Maternidade Einstein https://www.einstein.br/estrutura/maternidade	Página do portal do Hospital Albert Einstein dedicada ao Departamento da Maternidade e de Medicina Fetal. Apresenta informações úteis para gestantes e para o cuidado do recém-nascido nos primeiros dias após o nascimento.
Pediatria Einstein https://www.einstein.br/especialidades/pediatria/	Também página do portal do Hospital Israelita Albert Einstein relacionado ao Departamento de Pediatria do hospital. Além de permitir ao internauta uma visão geral do departamento de pediatria e seus profissionais, oferece informações sobre a saúde de crianças e adolescentes.
Sociedade Brasileira de Pediatria http://www.sbp.com.br/	Portal de informações da Sociedade Brasileira de Pediatria. É possível obter informações úteis sobre tópicos relativos ao cuidado de bebês, crianças e adolescentes.
Sociedade de Pediatria de São Paulo http://www.spsp.org.br/	O blog Pediatra Orienta (https://www.pediatraorienta.org.br/) é uma iniciativa da Sociedade de Pediatria de São Paulo (SPSP) voltada para pais e cuidadores com o objetivo de divulgar conhecimento científico de forma simples e clara. Os textos estão divididos por idade e aborda também alimentação, crescimento e desenvolvimento, sinais e sintomas e segurança.
Criança Segura https://criancasegura.org.br/	Trata-se do site da organização não governamental Criança Segura que estabelece orientações, rotinas e normas para prevenção de acidentes.
Ministério da Saúde http://portal.saude.gov.br/saude	Página do portal do Ministério da Saúde relativa a informações sobre a saúde infantil.
Links de sites para crianças http://www.qdivertido.com.br/links.php	Site com uma ampla lista de links interessantes para crianças.
ABC do Bebê http://www.abcdobebe.com	É um portal português dedicado a oferecer informações gerais do cuidado da gestante e da criança. Tem um formato agradável e é de fácil navegação.
Aleitamento http://www.aleitamento.com/	Trata-se do primeiro site em português do mundo dedicado ao aleitamento na Internet. Este site contém importantes informações que ajudam a tirar dúvidas e dificuldades da mãe que está amamentando. Tem vários links nacionais e internacionais.
Associação para o Estudo do Bebê http://www.abebe.org.br/	Site desenvolvido por profissionais de saúde e dedicado ao estudo dos aspectos psicológicos do desenvolvimento do bebê até os 3 anos de idade.
ClicFilhos http://www.clicfilhos.com.br	Oferece informações e dicas sobre o desenvolvimento e a saúde da criança, as relações familiares, saúde da mulher, gestação e parto. Tem também um serviço de respostas a dúvidas, literatura infantil e dicas sobre viagens e férias.
Trocando Fraldas https://www.trocandofraldas.com.br/	Este site é uma iniciativa pessoal de mães que tem por objetivo a troca de experiências na gestação e no cuidado do bebê. Tem interface amigável.

Sites em língua portuguesa	
Site	**Descrição**
Atlas da Saúde https://www.atlasdasaude.pt/saude-infantil	Este site é de origem portuguesa e oferece uma ampla gama de conteúdos que ajudam na compreensão de cuidados de saúde de bebês e crianças.
Sites de língua inglesa	
KidsHealth http://www.kidshealth.org/	Este site foi desenvolvido pela Nemours Foundation, que é maior organização pediátrica sem fins lucrativos dos EUA. É um dos sites sobre saúde infantil mais acessados da Internet. O site tem uma apresentação amigável e é convenientemente dividido em área para pais, crianças (inclusive com textos muito úteis para trabalhos escolares) e para adolescentes. Oferece uma versão em espanhol.
WebMD - Children's Health http://children.webmd.com/	Consiste em amplo site direcionado à saúde com bom e vasto conteúdo de informações médicas pediátricas, organizadas por tópicos e apresentadas de maneira visualmente agradável.
Academia Americana de Pediatria http://www.aap.org/	Site da Academia Americana de Pediatria com valiosas informações sobre saúde e doenças na faixa etária pediátrica. É de fácil navegação apresentando uma interface bastante amigável.
Healthy Children http://www.healthychildren.org/	Este site, também patrocinado pela Academia Americana de Pediatria, fornece grande quantidade de dicas, sugestões e informações sobre os mais variados aspectos do desenvolvimento e da saúde infantil, do pré-natal à adolescência. As informações são convenientemente apresentadas por faixa etária e tem uma interface excelente.
World Health Organization http://www.who.int/topics/child_health/en/	Site de saúde pediátrica do portal da Organização Mundial da Saúde. Permite o download de várias publicações e guias de saúde infantil.
Child and Youth Health http://www.cyh.com/	Site do governo australiano dedicado a fornecer informações de saúde, que vão da maternidade até a adolescência. O site é de fácil consulta e tem interface amigável.
Children's Health Fund http://www.childrenshealthfund.org/	Site americano cuja proposta é defender os interesses das crianças perante as decisões governamentais. Apresenta inúmeras informações interessantes sobre os direitos e as garantias fundamentais das crianças e jovens.
Ask for Kids www.askforkids.com	Site interativo para crianças com interessantes atividades recreativas e educacionais.
BBC online https://www.bbc.co.uk/programmes/genres/factual/history	Site desenvolvido pela BBC de Londres. Contém informações sobre história. É adequado para todas as idades.
The Bill Nye Site https://www.billnye.com/the-science-guy	Desenvolvido pelo cientista Bill Nye, também chamado de "The Science Guy". Dedicado ao ensino prático de experiências escolares. É divertido e amigável.

Sites de língua inglesa	
Site	**Descrição**
Disney http://disney.go.com/	Site do complexo de entretenimento Disney. Traz um pouco da magia da Disney para toda a família.
Education Place http://www.eduplace.com/index.html	Site especializado no ensino de matemática, ciências, e história para educadores, pais e crianças.
Exploratorium https://www.exploratorium.edu/learn	Site oficial do famoso museu de ciência, arte e percepção humana.
Kids Stuff http://www.refdesk.com/kids.html	Oferece uma enciclopédia virtual bastante completa e organizada para crianças.
PBS Kids https://pbskids.org/	Site da Public Broadcasting Service, canal de mídia público dos Estados Unidos. Tem conteúdo diversificado para pais e crianças com muitas atividades interativas e jogos educativos.
National Geographic Kids https://kids.nationalgeographic.com/	Página da popular National Geographic. Apresenta diversos conteúdos dedicados ao meio ambiente e à vida animal. É de fácil navegação e contém atividades educativas e jogos para as crianças.
Coloring for kids http://www.uptoten.com/kids/coloringpage-home.html	Site muito interessante para aprendizado lúdico de língua e matemática. O visual é muito estimulante e com certeza irá chamar a atenção de pais e crianças.
Baby Sites http://www.babysites.com/	Trata-se de site que permite a criação de páginas personalizadas de bebês para compartilhar com a família e amigos. É de fácil navegação e intuitivo para a criação de websites.

Fonte: Elaborado pela autoria.

Muitos dos sites comentados têm "links" para o Twitter e para comunidades nos sites de relacionamento como o Facebook e o Instagram. A maioria dos sites de língua inglesa permite o acesso ao mesmo site na versão em espanhol.

Aplicativos úteis para os cuidados de saúde de crianças (plataformas Apple e Android)

O número de aplicativos direcionados para a saúde, disponíveis para as plataformas de telefonia móvel, é extraordinariamente grande e cresce de forma exponencial a cada dia. Apresentamos a seguir apenas algumas sugestões que podem facilitar o cuidado do seu filho no dia a dia. Alguns dos aplicativos na Tabela 3.6 são exclusivamente em língua inglesa.

Tabela 3.6 | **Aplicativos úteis para os cuidados de saúde de crianças.**

Aplicativo	Descrição
Meu Einstein	Trata-se de aplicativo desenvolvido pelo Hospital Israelita Albert Einstein que fornece inúmeras opções de informação e dicas para cuidados à saúde. Todos os artigos são obtidos de forma bem criteriosa e de fontes bastante confiáveis.
Sleepy Sounds	Trata-se de aplicativo que traz uma série de sons para ninar o bebê. Os sons vão desde canções de ninar, passando por sons da natureza, até a música de que você pessoalmente gosta. É possível determinar o tempo de duração do som.

Aplicativo	Descrição
Sound Sleeper	Com esse aplicativo é possível monitorar o sono do seu bebê, utilizar sons para ninar que mimetizam o som do útero materno, até o de chuva e animais. Tem a peculiaridade de ligar automaticamente com o choro do seu bebê.
Diário da amamentação	Neste aplicativo a mãe consegue planejar e controlar a amamentação do seu filho de forma fácil e intuitiva. Tem um banco de perguntas para tirar dúvidas sobre amamentação
Baby Care	Este aplicativo conta com diversas ferramentas que permitem aos pais acompanhar as mamadas, o sono, a diurese, as evacuações e o crescimento do bebê. Permite ainda a criação de um diário do bebê com a inserção de fotos e gravações.
WebMD	É aplicativo criado por médicos que oferece uma série de artigos, informações e dicas para os pais acompanharem o crescimento dos seus filhos. Permite também criar um diário do bebê para registrar os principais marcos do seu filho.
Baby Phone-Monitor	Este aplicativo transforma seu celular em uma babá eletrônica. Depende do uso de dois aparelhos celulares e, ao detectar algum ruído no quarto do bebê liga automaticamente para o segundo aparelho ativando o viva voz.
Glow Baby: Newborn Tracker Log	Trata-se de aplicativo completo e popular para o seguimento da saúde do seu bebê. Monitora amamentação, mamadas, refeições, sono, troca de fraldas etc.
Sprout Baby (Baby Tracker)	Este aplicativo também se destina a monitorar todas as funções diárias do seu bebê. Permite a inclusão de fotos e gravações.
Canguru Gravidez	O aplicativo Canguru se destina a facilitar a vida da gestante permitindo uma rede social de gestantes, um diário da gestação e um guia de maternidades.
O meu bebê	Este também é um app que tem a finalidade de oferecer informações médicas. Oferece a possibilidade de controlar as mamadas e o seguimento do crescimento do bebê através das curvas de crescimento.
Gravidez e Lactação	Como o nome já propõe, este app auxilia na gestação e no aleitamento materno. Tem um guia de fármacos e substâncias que podem levar a riscos na gestação e na lactação.
Meu Ninho - App para mamães	Também um app com inúmeras dicas e informações para a saúde do bebê. Também oferece sons de ninar.
Baby Pics - Photo Editor	Este app é bem divertido e permite a criação de diversos tipos de álbuns de fotos do seu bebê.

Fonte: Elaborado pela autoria.

INTERNET (CYBERBULLYING) E VIDEOGAMES

Ulysses Doria Filho

A participação da mídia na vida de todos e, principalmente, na das crianças e adolescentes é muito grande. As crianças podem desfrutar de muitos benefícios ao usar a rede como ferramenta educacional e de lazer, mas isto as torna presas fáceis de exploradores.

Os adolescentes, além de terem uma supervisão difícil, praticam conversações "online", em que buscam relacionamentos e informações sobre temas controversos, sem terem maturidade e conhecimento para enfrentá-los.

A facilidade de acesso à internet é enorme e mesmo que uma família não tenha computador em casa, seus filhos terão oportunidade de acessá-la na escola, na casa do vizinho ou pelo celular.

Os principais riscos a que as crianças estão expostas ao usar a Internet são:

- **Material inapropriado:** sexual, violento, odioso, que encoraje a prática de atividades perigosas ou ilegais etc;
- **Riscos diversos:** por exemplo, fornecendo dados pessoais e da família;
- **Riscos legais e financeiros:** há a possibilidade de cometer crimes como realizar compras, movimentar contas bancárias, invadir sites sem permissão etc.;
- Oportunidade de experimentar jogos extremamente violentos/inadequados;
- Praticar e ser vítima de *cyberbullying*;
- **Exposição a uma comunidade incontrolável:** embora a maioria dos usuários seja bem intencionada, muitos não o são, podendo tratar-se de ladrões, assassinos, pedófilos etc.

O QUE É?

Cyberbulling consiste em atos de violência, como a exposição de matéria vexatória, na forma de relatos, fotos, filmes, em redes de relacionamento ou seu envio através de *e-mails*, de modo intencional e repetitivo, exercidos por um ou mais indivíduos, contra uma ou mais pessoas, com o objetivo de denegrir, ridicularizar, causar humilhação.

A internet também é um recurso utilizado por pedófilos, homens e mulheres, maiores de 18 anos, pertencentes a todas as camadas sociais, que colecionam material pornográfico - vídeos, fotos, revistas etc - produzido com crianças e o utilizam para ajudar na sedução de novas vítimas, fazendo-as crer que o que está sendo proposto é aceitável; sempre trabalham discretamente e muitos exercem atividades que os colocam naturalmente dentro do mundo infantil.

A técnica usada em alguns jogos é a mesma usada para treinamento de soldados: fazer com que o jogador torne automática a sua resposta violenta, com pouca participação cerebral. Houve um jogo, atualmente proibido, que premiava o jogador que mais barbaridades fizesse no trânsito virtual. Noutro, o jogador deve cometer um crime e fazer a culpa recair sobre um terceiro. É imprescindível que os pais examinem o conteúdo destes jogos antes de comprá-los para seus filhos ou baixá-los para seu computador.

A mera leitura destes itens pode levar os pais a proibir que seus filhos usem a Internet, entretanto estes riscos estão presentes no dia a dia de todos, dentro ou fora dela, a diferença está em que este novo universo foi trazido para o interior dos lares.

DICA

Os pais devem estar atentos a alguns sinais sugestivos de uso indevido da Internet.

- Uso excessivo, especialmente em altas horas da noite;
- Uso de chat - salas de conversação - sem moderadores e sobre temas obscuros;
- *Download* - baixa para o computador de grande quantidade de arquivos de figuras;
- Encontros com pessoas estranhas, sem uma explicação razoável.

Outras evidências podem levar à suspeita de que uma criança ou adolescente possa estar sofrendo alguma forma de abuso, aqui entendido como qualquer forma de maltrato físico, emocional ou sexual - como o aparecimento de:

- Agressividade excessiva;
- Marcas de chupadas e mordidas autoinfligidas;
- Compulsões, fobias e crises "histéricas", comportamento destrutivo;
- Distúrbios de fala e de sono, sentimentos negativos em relação a si próprio;
- Faltas sem justificativa à escola, queda abrupta de rendimento escolar;
- Dificuldade em permanecer sozinho em companhia de algumas pessoas;
- Mudanças súbitas de personalidade, utilização de termos pouco usuais.

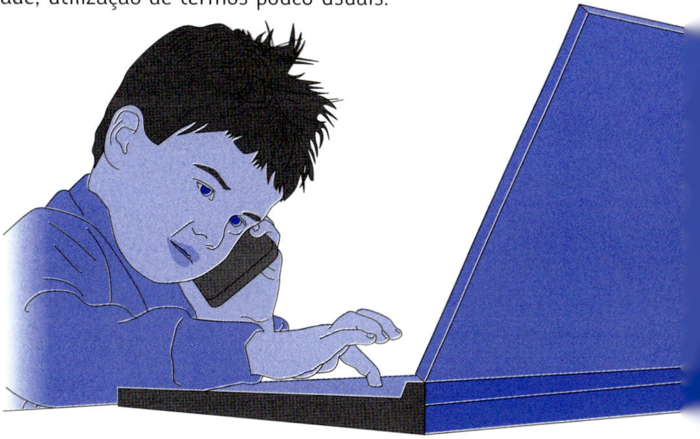

Figura 3.7 | **Criança "vidrada" no computador e falando ao celular.**
Fonte: Elaborada pela autoria.

Os pais são corresponsáveis, do ponto de vista legal, pelos crimes cibernéticos cometidos pelos filhos menores de idade, e o que devem fazer para tentar evitá-los:

- Ensinar aos seus filhos os riscos que eles correm usando a Internet;
- Navegar juntamente com eles, orientando-os sobre aquilo que está acontecendo e para isso é necessário se interessar pela Internet e parar de achar que ela é coisa para a nova geração;
- Manter o computador em uma sala de uso comum da casa, limitando o tempo de sua utilização: máximo 1 a 2 horas por dia, incluindo o tempo da televisão;
- De vez em quando, verificar e acessar os sites por onde seu filho tem passeado quando está sozinho, o que pode ser feito consultando o histórico de acessos;
- Não abrir *e-mails* de remetentes desconhecidos;
- Se seu filho sentir que a privacidade dele foi invadida, peça a ele que interrompa o contato e o avise;
- Conhecer e instalar softwares de proteção como Kaspersky Safe Kids, Screen Time, Youtube Kids, entre outros, que permitem controlar o tempo de uso e limitar e bloquear o acesso a sites inconvenientes;
- Orientar, principalmente os adolescentes, vítimas de cyberbullying: não responder, não retaliar, salvar/imprimir uma cópia do material recebido, conversar com um adulto de confiança sobre o problema, bloquear o acesso do agressor, não encaminhar a mensagem/foto/filme para diante.

ESCOLHA DA EDUCAÇÃO INFANTIL

Débora Silva Vaz de Almeida

Escolher a instituição de ensino que acolherá nossos filhos e filhas tem se tornado uma tarefa bastante complexa. Para muitas famílias, representa uma longa peregrinação por várias escolas em busca de um projeto que corresponda às expectativas e anseios, o que pode ocasionar um tempo de dúvidas e incertezas e, em muitos casos, culpa e insegurança.

Certamente é fundamental estabelecer com a escola dos filhos uma relação de legitimação e complementaridade. Mas como saber qual escola escolher quando alguns setores da sociedade parecem colocar justamente na formação escolar a chave para o sucesso e para a garantia de um futuro de êxito pessoal e profissional? Muitas vezes observa-se a minimização da importância da família e de outras experiências que certamente compõem o que podemos chamar de uma infância potente e bem vivida.

A vida escolar das crianças, adolescentes e jovens se estende cada vez mais por um longo período de anos e, nas últimas décadas, temos visto a idade de entrada das crianças pequenas se tornar mais precoce. Seja em função da vida profissional dos adultos da casa, seja em função do desejo de algumas famílias de socialização dos pequenos em decorrência da vida nos grandes centros urbanos. É cada vez mais raro encontrarmos crianças de 2 anos que ainda não foram matriculadas em espaços para atendimento da infância.

SAIBA MAIS

Até a década de 1980, os documentos oficiais traziam a nomenclatura *Pré-escola* para nomear o atendimento em instituições escolares de crianças de 0 a 6 anos. Essa forma de definir revelava, na própria terminologia, a ideia de uma etapa anterior e preparatória àquela que seria de fato a entrada dos alunos na vida escolar: o Ensino Fundamental. No passado, as instituições de atendimento das crianças pequenas também carregavam, ao contrário do que defendemos hoje, fortes perspectivas higienistas, de substituição do modelo materno e parental, ou ainda o lugar que, infelizmente, os filhos das mães que trabalhavam fora teriam para serem cuidados.

A defesa de uma escola para a infância conquistou uma nova nomenclatura, *Educação Infantil*, além do importante reconhecimento desse momento como uma etapa em si, que se integre à etapa seguinte, com objetivos, expectativas e princípios que norteiam seus modos de fazer e de existir.

IMPORTANTE

A recém-lançada BNCC (Base Nacional Comum Curricular) determina como estruturantes pedagógicos para as séries da EI (Educação Infantil) as interações e o brincar sempre em uma perspectiva integrada e equilibrada entre o compromisso com o EDUCAR e o CUIDAR.

Se para as primeiras "escolinhas" (como eram chamadas), o trabalho organizava-se em torno de espaços e serviços pautados pela semelhança com o ambiente familiar e, portanto, com educadoras "tias", atualmente sabemos que a formação profissional deve constituir-se como um pré-requisito obrigatório nas equipes de educadores que se ocupam dos pequenos. Ainda que o afeto, o carinho e os cuidados sejam pré-requisitos para um professor competente de qualquer faixa etária, espera-se que suas intervenções sejam planejadas e refletidas para que as crianças cresçam em um ambiente curioso, investigativo, interessante e desafiador.

As próprias configurações dos espaços da escola para infância têm sofrido importantes transformações. Eles devem ser muito bem cuidados do ponto de vista da higienização de ambientes coletivos, assim como devem ser convidativos para que as crianças possam interagir, criar, investigar, construir, reconstruir, fabular, brincar, descansar, participar de atividades em coletivos e pequenos grupos e se retirar em pequenos ninhos singulares.

DICA

Para começar a pensar nos critérios centrais que nortearão a escolha, é muito importante que a família compartilhe dos principais ideais e princípios apresentados pelos educadores nas escolas visitadas. Nas entrevistas e visitas iniciais, será necessário perguntar sobre a concepção de infância, escola, participação da família, currículo, entre outros e verificar se almejam um projeto de sociedade, ideais e valores aproximados. Também é importante que os pais sintam que naquele lugar poderão construir relações comunitárias e laços de amizade com as demais famílias da escola.

A escolha da escola para a infância deve se constituir sempre como uma escolha de adultos. É preciso muito cuidado com os critérios que uma criança pequena utilizaria para participar da decisão. São os adultos que, a partir de uma sequência de elementos de escolha, devem selecionar projetos educacionais condizentes com o perfil familiar.

IMPORTANTE

Em alguns casos muito específicos, também será necessário pensar com mais rigor e atenção se o projeto desejado pelos pais "combina" com o que sabem sobre seu filho, seu perfil, temperamento e personalidade. Para algumas crianças, será preciso uma procura ainda mais refinada em função das características particulares de alguns meninos e meninas.

A seguir, alguns elementos que podem apoiar a pesquisa dos pais e uma boa conversa com os educadores responsáveis pelas escolas visitadas.

ESPAÇO E ESTRUTURA FÍSICA

A configuração do espaço deve apontar para as preocupações educacionais, afetivas e pedagógicas, áreas amplas para aprender a se deslocar - áreas que permitam andar, correr, rolar, engatinhar com desafios possíveis que ampliem as habilidades motoras das crianças e espaços de convivência entre alunos e adultos.

O espaço deve apresentar uma variação de lugares fechados e abertos. Espaços arejados, ventilados, arborizados e, sobretudo, convidativos para os olhares curiosos dos pequenos. Elementos que garantam a comunicação, a transparência e a iluminação entre os espaços são muito bem-vindos.

Uma boa estrutura física também deve ser observada, ainda que se deva considerar que esse aspecto analisado de forma isolada não possa representar em si o acerto da escolha da escola. Porém, é inegável que espaços amplos e com finalidades diversas permitem um ambiente agradável para aprender, além da possibilidade de variação dos projetos e das situações de ensino.

A diversidade de materiais e espaços para brincar de tipos diferentes que ampliem as experiências, sensações e sentidos, também deve ser levada em consideração, como terra, areia, madeira, brinquedos de cores e texturas que sejam convidativos às experiências variadas.

O ambiente deve garantir preventivamente a saúde e a higiene das crianças, mas sem impedir que tenham vivências infantis fundamentais. Um ambiente muito asséptico pode apontar para a ausência de atividade. O espaço deve conter vários elementos da natureza, como terra, areia, árvores etc.

Devem-se observar no final do dia certos traços de infância - é preciso verificar nas roupas e atitudes das crianças que elas se divertiram na escola, pintaram, desenharam, brincaram, que fizeram jogos de construção, que estão - no melhor sentido da palavra - "cansadas" das atividades infantis.

EQUIPE DE EDUCADORES E PROFESSORES

Os educadores devem ter uma boa formação inicial; no caso dos professores, todos devem ser habilitados em Pedagogia. A instituição deve garantir a formação continuada em serviço.

> **DICA**
>
> **É importante perguntar sobre a periodicidade de reuniões pedagógicas, cursos e incentivo aos projetos pessoais de estudo dos educadores envolvidos.**

Todos os profissionais da escola atuam como educadores. É claro que cada um tem seu campo de formação e atuação. Porém, é importante observar como os diferentes membros da equipe da escola participam da construção coerente do projeto pedagógico.

Atenção especial para a proporção adulto/criança, sobretudo na primeira etapa da Educação Infantil (crianças de 0 a 2 anos). Os alunos pequenos demandam um cuidado singular, tendo ainda que avançar gradativamente na conquista da autonomia em muitos campos. Para as séries iniciais, o Referencial Curricular Nacional para a Educação Infantil (MEC/SEF,1998) recomenda:

- **Até 12 meses:** um adulto para cada 6 crianças, sendo necessária ajuda nos momentos de trocas e alimentação;
- **De 12 a 24 meses:** um adulto para cada 8 crianças, com ajuda durante os momentos de trocas e alimentação;
- **De 24 a 36 meses:** um adulto para cada 12 crianças.

CURRÍCULO REGULAR E ATIVIDADES COMPLEMENTARES

Algumas escolas de Educação Infantil continuam propondo um currículo unicamente pautado no preparo para o Ensino Fundamental, apostando muitas vezes na expectativa irrefletida de alguns pais de "escola forte". As características das crianças pequenas não podem e nem devem ser desconsideradas.

IMPORTANTE

A cultura da infância, o lúdico e as brincadeiras são formas e gestos únicos e valiosos de aprendizagem na fase inicial da vida e não devem ser diminuídos ou anulados para transformar os pequenos em um modelo único de estudante precoce, sacrificando a infância e as formas singulares de aprender.

Outro cuidado importante é verificar se o currículo proposto apresenta um modelo de organização próximo da organização de horários e disciplinas distribuídas em aulas com tempos determinados, característica dos Ensinos Fundamental e Médio.

Existem várias situações de aprendizagem que podem levar os pequenos a gostarem de aprender desde muito cedo, como projetos e investigação que iniciam um trabalho com o pequeno curioso e investigador que existe dentro de cada criança. As crianças nessa faixa etária já elaboram perguntas e hipóteses sobre o ambiente e as diferentes linguagens, sejam elas artísticas, científicas, matemáticas, enfim sobre os fenômenos que observam. Esse é certamente o contexto mais significativo para desenvolver as propostas curriculares para esses pequenos aprendizes.

O currículo deve considerar a presença de atividades que fomentem a formação de leitores, desde muito cedo as crianças devem e podem entrar em contato com as múltiplas produções de nossa cultura letrada e literária – é necessário observar a presença de um acervo de livros literários e não literários, e perguntar sobre as situações de leitura na rotina.

DICA

Para gostar de ler, é necessário conviver desde a mais tenra idade com vários portadores textuais, porém a simples presença de livros não forma leitores. É importante saber como a escola organiza as práticas de leitura.

Também é importante observar se há no currículo complementar um excesso de atividades, como ballet, judô, línguas adicionais entre outras atividades. Muitas vezes, se verifica a presença de uma série de atividades e horários sem que as crianças possam realizar algumas escolhas próprias de tempo e ritmo de atividades, como jogos e brincadeiras individuais, e participarem de pequenos coletivos ou mesmo aprenderem a importância de uma atitude calma e contemplativa do tempo.

A escolha das atividades complementares deve ter como princípio norteador a ludicidade, a arte e a interação, deve representar uma iniciação dos pequenos à diversidade de ritmos, movimentos, experiências estéticas e artísticas, e participação na cultura.

É nessa fase também que as crianças mais solicitam ou necessitam que os adultos as ensinem e as acompanhem na formação de regras e valores que regulam o ambiente público. A escola precisa estar muito atenta para o trabalho com a formação de princípios e valores em sua comunidade de alunos. Qual é o projeto da escola nesse aspecto?

COMUNICAÇÃO

A instituição deve ter vários canais de comunicação com as famílias. Nessa fase da escolaridade, manter a família bem informada é muito importante para tranquilizar e fomentar uma boa participação das famílias na vida escolar das crianças. Para tanto, é preciso perguntar se há na escola:

- A presença de agenda física ou digital;
- Uma boa rotina de reuniões de pais e professores para que os pais acompanhem os projetos e atividades desenvolvidas por seus filhos e filhas;
- Relatórios, boletins, publicações em geral que comuniquem os projetos e atividades realizadas pelas crianças.

ADAPTAÇÃO

O processo de adaptação é muito importante e representa a primeira notícia que os pequenos terão sobre como será a sua vida escolar. Nesse sentido, é importante que a adaptação seja feita de forma tranquila e segura. Ainda que saibamos que a entrada na vida escolar pode representar um processo sofrido, a escola e as famílias devem se preparar para que as crianças aprendam a estabelecer paulatinamente vínculos seguros e perenes.

É necessário perguntar se a instituição propõe um processo de adaptação acompanhada e progressiva - os pais podem ficar na escola em um espaço reservado para eles no qual as crianças podem visitá-los para se certificarem de que estão ali. Progressivamente, os adultos vão convidando os pequenos a dispensarem essa permanência ou vice-versa.

Outra possibilidade é a adaptação progressiva - as crianças em adaptação começam com um período de permanência reduzido que vai se ampliando conforme a adaptação se consolida. É muito relevante saber o que a escola pensa sobre essa importante fase da entrada das crianças.

DIVERSIDADE E INCLUSÃO

Há no projeto da escola uma preocupação com a diversidade? Muitas vezes, as escolas defendem em seus projetos exclusivamente a inclusão no caso da presença de crianças com necessidades especiais, o que já representa um grande avanço no cenário educacional, social e humano. Mas também é necessário que se pergunte sobre como a escola trabalha com a diversidade de ritmos, tempos e perfis de todos os alunos.

O trabalho com as práticas inclusivas tem ensinado às escolas a enfrentarem o fato de que a diversidade é elemento constituidor dos cenários escolares reais e que precisa ser estudada e compreendida pela sua riqueza e valor.

Finalmente, seria possível continuar a escrita de uma lista infindável de aspectos e elementos para se constituir a escolha de uma excelente escola. Tem-se como consenso que essa escolha deve ser refletida e coerente, porém não deve ser encarada como uma opção única e definitiva. Ela pode ser revista no percurso sem que isso represente um grande risco na vida afetiva e emocional das crianças.

Muitos pais acreditam que a opção por uma determinada escola, por seu grau de importância, tenha um caráter extremamente definitivo. É certo que para boa parte das crianças permanecer durante a escolaridade básica em uma única instituição pode representar um projeto contínuo e a formação de vínculos de amizade bastante sólidos. Porém, isso não significa que eventuais mudanças devam ser consideradas um risco de trauma iminente. Em muitos casos, a mudança pode oferecer aos meninos e meninas o desafio de ampliarem suas competências relacionais e de adaptação e, em alguns casos, de encontrarem um projeto que seja mais condizente com seu perfil e necessidades.

4

DESENVOLVIMENTO, COMPORTAMENTO E DINÂMICAS FAMILIARES

Coordenadores: Erasmo B Casella e Sulim Abramovici

SAÚDE EMOCIONAL DA CRIANÇA

Guilherme V Polanczyk

O maior objetivo dos pais é que seus filhos se desenvolvam bem: que sejam saudáveis, que se tornem adultos produtivos, independentes, felizes. Muitos pais acrescentarão: que tenham uma imagem positiva deles mesmos, que sejam inteligentes, que tenham amigos, que estabeleçam relações afetivas significativas. Outros dirão: que saibam lidar bem com as adversidades da vida, que não caiam frente a obstáculos. Outros ainda podem mencionar honestidade, empatia, generosidade, perseverança. Pois bem, de forma geral, os pais estão se referindo a que seus filhos sejam emocionalmente saudáveis, que tenham competências sociais e cognitivas.

Há uma busca grande por especialistas, sites, aplicativos, que possam de alguma forma dar uma receita para o que fazer para que seus filhos se desenvolvam plenamente. Infelizmente, muitos pais irão encontrar essas receitas e podem acreditar que assim terão sucesso na tarefa. Ao contrário de uma receita de bolo, em que é possível controlar exatamente os ingredientes, receitas para lidar com o desenvolvimento humano não funcionam. Não funcionam justamente porque cada criança tem as suas particularidades, se relacionam de formas específicas com seus pais, irmãos, escola, percebem o mundo e interagem com ele como ninguém mais o faz, e porque o desenvolvimento é um processo muito dinâmico.

Assim, o que é verdade para uma criança pode não ser para outra, e o que se manifesta em um momento pode não se manifestar em outro. Claro que o desenvolvimento segue alguns padrões, que processos similares ocorrem com todas as crianças, mas esses padrões servem como referenciais.

DICA

Os pais devem eles próprios identificar as melhores estratégias para promover o seu desenvolvimento e buscar auxílio especializado quando desvios ou interrupções do desenvolvimento normal ocorrem.

Esse capítulo tem então o objetivo de abordar conceitos relacionados ao desenvolvimento que tenham implicações práticas para que pais possam promover a saúde emocional de seus filhos.

TEORIAS DO DESENVOLVIMENTO

Teorias são construções que buscam explicar processos não observáveis. Idealmente, teorias devem ser baseadas em um processo interativo entre a construção de hipóteses testáveis e o teste empírico destas hipóteses, com a integração de fatos à teoria ou o surgimento de novas hipóteses.

IMPORTANTE

Teorias do desenvolvimento humano nos ajudam a entender como o desenvolvimento se dá ao longo do tempo em um ou vários domínios do comportamento ou da atividade mental e nas relações entre os diferentes domínios. Existem muitas teorias do desenvolvimento, que o abordam de diferentes ângulos, muitas vezes enfatizando aspectos específicos.

Algumas das teorias mais conhecidas e que têm influência sobre como educadores, psicólogos, pediatras e psiquiatras abordam o desenvolvimento de crianças são:

- a teoria de estágios cognitivos de Piaget;
- as teorias psicanalíticas de Freud, principalmente os estágios de desenvolvimento psicossexual e as teorias de psicanalistas posteriores a ele, como Anna Freud, Margareth Klein, John Bowlby, Donald Winnicott, que enfatizaram aspectos específicos do desenvolvimento ou realizaram leituras próprias de conceitos apresentados por Freud;
- a teoria psicanalítica de Erik Erikson, que enfatiza estágios do desenvolvimento humano e tarefas a serem alcançadas em cada um deles;
- a abordagem sociocultural de Vigotsky e a teoria bioecológica de Bronfenbrenner;
- teoria do aprendizado social de Bandura e do condicionamento operante de Skinner;
- teorias etológicas e evolucionárias;
- outras teorias contemporâneas, como a teoria dinâmica dos sistemas.

IMPORTANTE

Muitos aspectos dessas teorias já foram demonstrados por experiências científicas. Entretanto, vários aspectos não são passíveis de testes empíricos e devem ser encarados como tentativas de aproximação da realidade ou como referenciais para entender o desenvolvimento do seu filho.

CUIDADO PARENTAL

Independentemente da teoria do desenvolvimento, o cuidado parental adequado é visto como um aspecto fundamental para que o desenvolvimento ocorra de forma saudável. O que ocorrerá entre as diferentes teorias é que a definição de "adequado" e das melhores condições para cuidar dos filhos pode variar.

Podemos pensar que o cuidado parental é composto por conhecimento (informações e habilidades adquiridas através da experiência e da educação), atitudes (perspectivas, reações ou formas de pensar sobre os aspectos do cuidado parental e do desenvolvimento de crianças) e práticas (comportamentos ou abordagens em relação ao cuidado do filho).

IMPORTANTE

As dimensões do cuidado são moldadas pela educação dos pais, suas próprias experiências como filhos, suas características emocionais, bem como por características da criança, como temperamento (veja abaixo), e características contextuais (como suporte social, expectativas culturais).

Conhecimento dos pais a respeito de como se dá o desenvolvimento das crianças, dos diferentes aspectos do cuidado parental, das diferentes práticas e atitudes e de quais serão as mais adequadas para responder a determinados fenômenos e comportamentos é um aspecto muito importante e que se relaciona com melhores resultados em termos de saúde emocional da criança.

Um aspecto central do cuidado parental e que ocorre já a partir do nascimento (alguns sugerem que as origens antecedem a ele) é o desenvolvimento de uma relação de apego seguro.

O QUE É?

Introduzido por Bowlby, apego é definido como o senso de confiança da criança de que a sua mãe (ou outra pessoa que é a figura de apego) estará lá para atender as suas necessidades. A relação de apego sofre influência de características da criança, mas também da sensibilidade da figura de apego em detectar as demandas físicas e emocionais da criança e responder prontamente a elas. A consolidação de uma relação de apego se dá ao final do primeiro e segundo ano de vida e é entendida como uma fundação para o desenvolvimento saudável, incluindo o estabelecimento de relacionamentos sociais e afetivos, a habilidade de empatizar com os outros, de regular suas emoções.

Ao longo do desenvolvimento, uma série de práticas parentais se relaciona a um desenvolvimento mais saudável. Todas essas práticas terão maior sucesso quando a relação entre pais e criança é forte, íntima, mas baseada na perspectiva de que há limites e hierarquia entre ambos, e positiva.

Habilidades parentais focadas no senso de pertencimento e de autoestima, estimulando a independência e a autonomia a partir do que a criança tem condições de realizar são importantes. Da mesma forma, o suporte para que a criança aprenda a lidar com medos, ansiedade e desafios, permitindo que elas lidem com essas situações e fornecendo o apoio para que isso ocorra, seja através de reasseguramento, modelagem do comportamento, estratégias de exposição, assumir diferentes perspectivas cognitivas, aceitando limitações e perdas ou outras estratégias.

A modelagem de relacionamentos positivos, do autocontrole e da regulação emocional é fundamental, bem como de cooperação (como incluir as crianças na realização de tarefas domésticas e rituais familiares). Há evidências que sugerem que pais podem servir de suporte para que seus filhos desenvolvam a habilidade de adaptar-se a demandas do ambiente, controlar seus impulsos e regular suas emoções, o que é chamado de "funções executivas". Isso pode ser alcançado através da regulação da dificuldade em tarefas, oferecendo o suporte para que a criança realize a tarefa e modelagem de desempenho maduro através da participação conjunta.

DICA

Estudos também sugerem que a realização de refeições em família, quando há oportunidade de trocar experiências, refletir sobre os eventos, além do sentido de cuidado e pertencimento, é uma prática importante.

Uma literatura consistente aponta para práticas parentais danosas ao desenvolvimento: atividades disciplinadoras severas, como punições físicas e restrições, bem como práticas inconsistentes e emoção expressa negativa dos pais.

É importante novamente enfatizar que determinadas práticas serão mais importantes para determinadas crianças ou em determinados momentos do desenvolvimento. Por exemplo, para crianças mais inibidas ou exigentes consigo mesmas, será importante que pais transmitam de forma mais enfática confiança nas habilidades da criança, que modulem comportamento frente ao erro, que estimulem relacionamentos sociais significativas, experiências fora de casa. Por outro lado, para crianças com comportamento desafiador, o monitoramento será uma prática importante, bem como consistência em termos de limites e não ultrapassar regras. Nesse sentindo, é fundamental conhecer as características de temperamento do seu filho.

TEMPERAMENTO

O QUE É?

Temperamento é entendido como o estilo de comportamento que um bebê e criança nos primeiros anos de vida apresenta em resposta a uma variedade de estímulos nos diversos contextos. São características inatas de comportamento que apresentam estabilidade modesta ao longo da vida e que serão as fundações da personalidade. A personalidade, por sua vez, é entendida como o conteúdo do pensamento, valores, crenças, padrões de comportamentos e emoções, constituída ao longo do desenvolvimento a partir das influências da família, amigos e sociedade.

O temperamento pode ser inicialmente identificado a partir de padrões de reatividade do bebê relacionados ao ciclo de sono-vigília, comportamento alimentar e responsividade a estímulos externos.

Thomas e Chess identificaram nove dimensões de temperamento: nível de atividade, ritmicidade, distratibilidade, aproximação ou distanciamento, adaptabilidade, período de atenção e persistência, intensidade de reação, limiar de responsividade e qualidade do humor. A partir de características em cada uma dessas dimensões, classificavam bebês em fáceis, difíceis e lentos para reagir.

Bebês com **temperamento fácil** são aqueles com funções biológicas regulares, respostas de aproximação a estímulos positivas, adaptabilidade a mudança, humor com intensidade leve a moderada e positiva. Bebês com **temperamento difícil** são aqueles com funções biológicas irregulares, respostas negativas frente a novos estímulos, não adaptação ou adaptação lenta a mudanças e expressões de humor intensas e negativas. Bebês com **temperamento lento** para reagir são aqueles com respostas negativas a estímulos novos e adaptabilidade lenta após contatos repetidos.

Assim como os bebês apresentam padrões de temperamento específicos, os pais terão personalidades únicas. Estes autores enfatizaram a importância da compatibilidade entre o temperamento do bebê e a personalidade dos pais ou cuidadores como um fator que irá afetar a qualidade do cuidado e da relação.

DICA

Uma vez que os pais têm conhecimento sobre os padrões de temperamento do bebê, podem modificar o ambiente e as rotinas para melhor atender as demandas do filho.

O estilo de reatividade aos estímulos (como latência, intensidade e duração da resposta) e a capacidade de se autoconfortar e regular a reatividade são também importantes aspectos do temperamento que dão origens às capacidades de autorregulação ao longo do desenvolvimento. É relevante a noção de que a reatividade se expressa não apenas em termos de comportamento, mas também em termos de respostas fisiológicas (como frequência cardíaca, secreção de hormônios e respostas eletroencefalográficas).

Algumas crianças serão muito reativas a estímulos e a contextos não familiares, podendo manifestar expressões negativas de humor, ficarem cautelosas e não se aproximarem. Esse perfil de temperamento é chamado de "comportamento inibido", sendo extensamente estudada a sua continuidade ao longo do desenvolvimento, dando origem a um traço de personalidade chamado de "neuroticismo", que apresenta forte associação com transtornos de ansiedade e de humor.

ESTRESSE E RESILIÊNCIA

Durante o período perinatal e os primeiros anos de vida, o cérebro encontra-se em desenvolvimento acelerado, com uma série de processos complexos ocorrendo de forma rápida e sincronizada, sendo direcionado por fatores genéticos e influenciado por fatores ambientais. Por exemplo, com 2 a 4 semanas de vida, o cérebro do recém-nascido tem cerca de 36% do tamanho do cérebro adulto; com um ano de vida, tem cerca de 70% e com 2 anos, 80% do tamanho adulto.

IMPORTANTE

Esse processo intenso de desenvolvimento caracteriza-se como um período crítico, quando o cérebro é particularmente vulnerável aos estímulos do ambiente, tanto positivos como negativos.

Estímulos negativos são percebidos por uma série de mecanismos cerebrais e processados por outros. Logo ao nascimento, o cérebro é capaz de captar certos tipos de situações de estresse, como dor, e não outros que envolvem funções mais sofisticadas. No entanto, ao tornar-se mais e mais sofisticado, o cérebro torna-se sensível a uma maior diversidade de estímulos estressores, percebidos nos primeiros anos de vida fundamentalmente no contexto da interação com os pais.

Ao longo do desenvolvimento, situações de estresse leves ou transitórias frequentemente aumentam a capacidade de memória e processos de tomada de decisões; entretanto, os mesmos mecanismos ativados intensamente ou por períodos prolongados podem ter efeitos danosos importantes, sendo um importante fator de risco para alterações do desenvolvimento e transtornos mentais.

Experiências adversas na infância são incorporados ao cérebro e aumentam a chance de problemas de saúde gerais e de transtornos mentais não apenas no momento agudo de exposição, mas ao longo da vida. Assim, nos primeiros anos de vida, o estabelecimento de uma relação de apego seguro, com afeto, previsibilidade e constância é fundamental, bem como a proteção do bebê da exposição a situações adversas.

À medida que a criança cresce, a exposição a situações de estresse pontuais relacionadas ao processo de desenvolvimento (como ir à escola, dormir na casa de amigos, resolver conflitos com pares) é fundamental. Situações adversas como separação dos pais, morte de familiar, mudar-se de cidade ou outras frequentemente ocorrem e vão necessitar de maior atenção e suporte dos pais, tanto para lidar com a situação em si, como para promover habilidades na criança que, no futuro, a tornem mais apta a lidar com novas adversidades.

O QUE É?

O processo de adaptar-se a situações de estresse sem que exista um rompimento ou desorganização, eventualmente desenvolvendo maiores capacidades, é chamado de "resiliência". Essa é uma propriedade dinâmica, que se transforma ao longo do desenvolvimento e que pode ser observada em resposta ao evento estressor. É, portanto, algo que pode ocorrer em um momento da vida e em outro, não.

Algumas habilidades parecem se relacionar a melhor capacidade para lidar com adversidades, como maior flexibilidade cognitiva, maior capacidade de regular emoções, maior capacidade de autocontrole, maior suporte social. Essas habilidades são desenvolvidas ao longo do tempo e podem ser estimuladas pelos pais, da mesma forma que o enfrentamento e a resolução de problemas e de adversidades.

PROBLEMAS EMOCIONAIS E TRANSTORNOS

Os problemas e transtornos do desenvolvimento, conforme a sua natureza, são expressos em diferentes momentos da vida e podem estar delimitados a uma área do desenvolvimento ou a várias.

Ainda, ao longo do desenvolvimento, momentos de transição, em que processos biológicos com implicações emocionais ou sociais são iniciados ou finalizados, marcam um aumento de risco para problemas.

Alguns desses momentos são o iniciar a caminhar e se distanciar dos pais, controle de esfíncteres, capacidade de dormir só, ingresso na escola, alfabetização, puberdade, aquisição de maior autonomia e identidade na adolescência.

A identificação e a intervenção precoce em problemas emocionais são muito importantes para evitar a estruturação de transtornos e prejuízos cumulativos.

CONCLUSÕES

A saúde emocional é um constructo (pensamento formado a partir da soma de lembranças com acontecimentos atuais) dinâmico, que muda com o desenvolvimento e que envolve múltiplas dimensões do comportamento. Portanto, é possível que uma criança tenha problemas em uma área do comportamento e não em outras, ou problemas em um momento e não em outro do desenvolvimento. Ainda, as características que compõem a saúde e problemas emocionais são dimensionais, ou seja, variam de um indivíduo para outro em termos de intensidade.

O conhecimento dos pais a respeito do desenvolvimento na infância, entendendo a importância do cuidado parental, do reconhecimento das características inatas de temperamento, da importância de lidar com os estressores, é uma ferramenta valiosa para a promoção da saúde emocional dos seus filhos.

SAIBA MAIS

Veja a seguir uma lista de leituras recomendadas:

- Klein VC, Martins Linhares MB. Temperamento e desenvolvimento da criança: revisão sistemática da literatura. Psicologia em Estudo 2010; 15(4):821-829.
- Miller P. Theories of developmental psychology. Worth Publishers: New York, 2012.
- National Academies of Sciences, Engineering, and Medicine. (2016). Parenting Matters: Supporting Parents of Children Ages 0-8. Washington, DC: The National Academies Press. doi: 10.17226/21868.
- Polanczyk G. Em busca das origens desenvolvimentais dos transtornos mentais. Rev Psiquiatr Rio Gd Sul 2009; 31(1):6-12.

DINÂMICAS FAMILIARES ATUAIS

Coordenadores: Erasmo B Casella / Sulim Abramovici

FILHOS GÊMEOS: COMO LIDAR

Leonardo Posternak

A intensa fascinação contida no nascimento de gêmeos ou múltiplos está claramente refletida na mitologia, literatura, cinema etc., tendo relação com o importante tema do assunto "identidade".

É sabido que existem dois tipos de gêmeos: idênticos ou monozigóticos, que são de aparência semelhante; e os fraternos ou heterozigóticos, que não têm maior semelhança com os irmãos não gêmeos.

A possibilidade de uma mulher dar à luz a gêmeos aumenta quando ela está perto dos 40 anos. A incidência familiar vale só para os gêmeos fraternos. Atualmente, uma forte influência para o aumento do parto múltiplo é o tratamento para estimular a ovulação e a fertilização *in vitro*.

O impacto da notícia de parto gemelar gera agrado e desconcerto ao mesmo tempo. Por um lado, preocupa a incerteza de poder equacionar os aspectos econômicos, funcionais e emocionais e, por outro, surge a fascinante ideia de observar dois bebês, explorar um mundo juntos e crescer.

O desafio dos pais é o de ter que se apaixonar pelos dois bebês ao mesmo tempo. Acredita-se que seja uma tarefa natural, mas pode ser mais complicado do que se espera. Os pais amam os filhos com a mesma quantidade de amor, mas com temperos e cores diferentes para cada filho. Isto pode dever-se ao histórico dos pais, a suas projeções dirigidas aos bebês e ao temperamento e aspecto físico de cada bebê. Por sorte, em geral, isto soluciona-se sem muito esforço.

DICA

É essencial desde cedo construir dois sujeitos e não ficar englobando os bebês no famoso mote ("os gêmeos"). É importante não uniformizá-los, ou seja, usar roupas bem diferentes em um e em outro.

Tanto ou mais importante é a atitude dos pais com uma relação e atenção individualizadas e com respeito das capacidades específicas de cada criança, sem fazer comparações odiosas entre um filho e outro. É surpreendente observar a precocidade com que os gêmeos mostram suas diferenças de personalidade, gostos, rejeições e comportamento. Devem receber seus nomes rapidamente para que sejam João e Pedro e jamais "os gêmeos".

Cada bebê tem metabolismo, apetite e ritmo de sono diferentes e isto deve ser respeitado. Se o primeiro ano de vida com um único filho é um período rápido com muitas mudanças, com dois filhos juntos a situação fica vertiginosa. Deve-se ter cuidado para que o intenso trabalho braçal não interfira nem atrapalhe os momentos gratificantes dos pais com os filhos. O pai deve colaborar para que a mãe não fique exaurida e estressada, para ter uma convivência mais agradável com os filhos e, quando for possível, solicitar ajuda externa (babá ou outro). O casal tem de estar atento ao que cada filho gosta, seja nas brincadeiras, seja nos passeios.

Muitos pais de gêmeos ficam ansiosos e preocupados por uma crença (falsa) de que seus filhos não terão uma evolução física, mental e psicoemocional tão boa quanto os filhos únicos. Devemos esclarecer que a imensa maioria cresce e se desenvolve normalmente e, inclusive, os que nascem pequenos têm uma notável capacidade de recuperação.

Na época da escolarização os pais, junto com a escola, refletirão com sensatez o que fazer com os gêmeos - mesma classe, quando separar? Em geral, existe a decisão para separar de sala, mas os critérios devem ser tomados caso a caso, visando o bem-estar das crianças e a possibilidade de desenvolver suas individualidades.

A FAMÍLIA NOS TEMPOS ATUAIS

Marcelo Silber / Clara Wolak Hercowitz

O QUE É?

Podemos definir família como uma comunidade formada por pessoas unidas por vínculos de consanguinidade ou afinidade, incluindo também os domésticos.

A família contemporânea sofreu os impactos da era pós-moderna ao ser profundamente alterada em sua estrutura, função e valores, abandonando o modelo patriarcal e patrimonialista, fundado exclusivamente no casamento, para abrir-se a novas formas de constituição, mais flexíveis, democráticas, igualitárias e plurais, baseadas no amor e nos laços de afetividade entre seus membros.

A mudança nos costumes, impulsionada pelas mudanças no modo de produção econômica (de uma sociedade agrária e rural para uma sociedade industrializada e urbana) e, por conseguinte, tecnológica (métodos anticonceptivos, meios de comunicação de massa), favoreceu o surgimento de outros tipos de agrupamentos familiares, que, com o passar dos anos, foram reclamando uma proteção estatal. Assim, os novos arranjos familiares começaram a ganhar seu espaço na sociedade, deixando o matrimônio de ser a única e legítima forma possível de constituir uma família.

FAMÍLIA MONOPARENTAL

Entende-se por família monoparental aquela formada por apenas um dos pais na titularidade do vínculo familiar em decorrência de separação, divórcio, morte de um dos pais, adoção ou de técnicas de inseminação artificial, por exemplo.

SAIBA MAIS

A Constituição Federal do Brasil, na tentativa de ampliar o conceito de família para além do matrimônio, reconheceu como entidade familiar, além da união estável, a família monoparental.

A monoparentalidade origina-se de várias situações: quando ocorre a morte de um dos pais, a separação ou o divórcio; quando da adoção por pessoa solteira ou viúva; nos casos de inseminação artificial por mulher solteira ou a fecundação homóloga após a morte do marido; quando a família tem como responsável algum parente que não os pais. Até mesmo no caso de famílias sem nenhum parente, mas com crianças ou adolescentes sob a guarda de uma pessoa responsável, há a formação de uma família monoparental. Neste caso, basta haver diferença de gerações entre o responsável e os demais, sem que haja relacionamento de ordem sexual entre eles.

Estudos do IBGE apontam que no Brasil cresce significativamente o número de famílias constituídas por um dos pais e seus filhos, com forte predominância feminina, de modo que essas famílias necessitam de mais atenção do Estado, considerando que a mulher aufere salário inferior ao do homem e, nessa situação, tem de arcar sozinha com as despesas da família.

FAMÍLIA ANAPARENTAL

Podemos definir família anaparental como um grupo de pessoas lastreado pelo afeto e com propósito de constituir família, mas sem contar com pai ou mãe, sendo que o prefixo "ana", de origem grega, traduz a ideia de ausência, privação.

A convivência entre parentes ou entre pessoas, embora não sejam parentes dentro de um núcleo com identidade de propósito familiar, leva ao reconhecimento da existência da entidade familiar anaparental.

FAMÍLIA HOMOAFETIVA

A família homoafetiva consiste na união de duas pessoas do mesmo sexo, que se vinculam por laços de afetividade para buscar a felicidade dentro de um contexto familiar, reunindo esforços para a aquisição de patrimônio, dividindo as despesas do lar, criação dos filhos, as alegrias e tristezas, como em qualquer família.

Ocorre que essas uniões estão, na atualidade, cercadas de muitos preconceitos, como, de resto, sempre estiveram as pessoas que fogem a qualquer padrão imposto ou convencionado pela sociedade como aceitável ou normal, não sendo raro o banimento da pessoa homossexual de sua família consanguínea ou originária.

AS FAMÍLIAS RECONSTITUÍDAS (OS MEUS, OS SEUS E OS NOSSOS FILHOS)

Após a separação do primeiro casamento, o ex-marido e a ex-esposa casam-se novamente e constituem uma nova família, ou seja, uma família reconstituída é criada quando dois adultos se unem formando uma nova família, para a qual um ou ambos trazem pelo menos um filho de uma relação anterior.

IMPORTANTE

Algo a considerar é que as pessoas carregam para os novos relacionamentos a bagagem emocional de questões não resolvidas de relacionamentos passados importantes.

Para o "recasamento", algumas questões podem gerar dificuldades:

- Uma grande discrepância entre os ciclos de vida das famílias;
- Negação de perda anterior e/ou um intervalo curto entre os casamentos;
- Incapacidade de resolver questões de relacionamento intenso na primeira família, como quando alguns membros da família ainda não aceitarem o divórcio ou existirem pendências legais;
- Falta de consciência das dificuldades emocionais do recasamento para os filhos;
- Incapacidade de abandonar o ideal da primeira família intacta e passar para um novo modelo conceitual de família.

Esta é a nova família do século XXI, mais diversificada, multifacetada, democrática e plural, que apresenta, porém, a mesma finalidade de sempre: promover o bem-estar da criança, garantindo-lhe o sustento, educação, acesso aos serviços de saúde e seu amplo desenvolvimento físico, intelectual e emocional, em um ambiente de alegria e felicidade.

Em decorrência do crescimento da violência, da utilização exagerada dos meios digitais, da quantidade de horas dedicadas ao trabalho de todos os responsáveis pelas crianças, em qualquer que seja o arranjo familiar, planejam-se os tipos de cuidado, considerando-se os quesitos que cada família julga importantes para a etapa inicial da educação de seus filhos, assim aparecem figuras como dos avós, das babás, das aulas de esportes, dos cursos de línguas estrangeiras e... as câmeras, para poder vigiar as crianças a toda hora e à distância.

Aos pais resta dar atenção e amor ao máximo e todos os cuidados possíveis, tudo isso para que a criança se transforme em um adulto apto a enfrentar os desafios que uma sociedade cada vez mais complexa, dinâmica e carente de valores morais impõe.

FUNÇÕES FAMILIARES

Leonardo Posternak

A família atual, por motivos complexos (econômicos, socioculturais etc.), mudou da tradicional conformação da "família ampliada", que mantinha a continuidade de avós para netos, com um forte sentido de ligação, para o modelo atual de "família nuclear", na qual convivem o pai e/ou a mãe e os filhos.

As novas famílias acabam sofrendo maior pressão, por estarem isoladas e não poderem compartilhar as responsabilidades com outras pessoas, como acontecia com a família tradicional. Todas as decisões recaem exclusivamente no casal - ou, quando monoparental, no pai ou na mãe, responsável por todos os cuidados com o(s) filho(s).

IMPORTANTE

Devemos enxergar a família como um lugar de afeto e conflito, que deve ser cuidado muito e bem, para permitir um adequado desenvolvimento de todos seus membros

A família pode ser definida como uma instituição que se apoia fundamentalmente na cultura e nas tradições. É com a família de origem que se aprendem (como um "espelho") os modelos que serão imitados, ou mudados, mas nunca esquecidos.

Na família, há momentos de encontro e outros de desencontros. Embora, às vezes se faça o certo, em outras não se consegue ser eficaz, mas deve-se lembrar que as tentativas, erros e acertos nos guiam para oferecer a conduta correta.

A função de protetores e/ou provedores deve ser executada pelos pais e mães, mais do que pelos educadores.

Como devem proceder:

- sendo autoritários na medida certa: ainda mais se consideram que seus pais o foram em exagero - lembrar que a falta de autoridade também pode causar danos;
- com o modo de ser e o estresse da vida moderna, mesmo ficando pouco com seus filhos devem educá-los, impor limites ou pequenas frustrações; e
- devem abrir espaço para suas ideias e opiniões quanto à educação de seus filhos, procurando transmiti-las de forma clara e decidida.

Ao agir com tolerância, não colocar limites e atuar de forma confusa e indecisa, causa-se o chamado "vácuo de autoridade", onde os filhos convivem num clima instável, que acaba por desorientá-los. Todos perdem seus lugares, tanto os pais, como os filhos. Com isso, queremos promover uma reflexão entre os pais, para que se tornem guias nas travessias das pontes que vão da família para o mundo.

A família é uma "entidade viva", ao gerar e preservar a vida. Nela, a criança vai adquirindo uma série de capacidades motoras, psíquicas e mentais, cada vez mais sofisticadas, nas trocas afetivas com as pessoas que interagem com ela: é a família funcionando como matriz de humanização.

Embora a espécie humana tenha o mais alto grau de possibilidades de desenvolvimento e capacidade cada vez maior de enfrentar futuros desafios desde o início da vida, o bebê é absolutamente dependente dos adultos próximos.

A partir dos cuidados que lhe serão dados, a criança vai obter segurança e autoconfiança, assim vai se tornando um indivíduo com forças próprias: é a família funcionando como matriz de individuação.

A ligação afetiva que se estabelece após o nascimento entre mãe e filho, denominada apego, funciona como um cordão umbilical extrauterino; por essa via são transportadas as emoções, os afetos, as angústias, os medos e, fundamentalmente, a confiança.

Todos esses aspectos inerentes às relações humanas, que oferecem à criança modelos para lidar com eles: é a família funcionando como placenta extrauterina. Quando funciona, mas de forma inadequada ou alterada, a criança não consegue se desenvolver corretamente e, assim, pode apresentar sintomas emocionais.

Após o período simbiótico, que vai desde o nascimento até o 4º mês de vida, período de vínculo estreito do bebê com a mãe, a criança precisará de uma relação emocional triangular, com a incorporação da figura do pai, que tem a função primordial de limitar ou diminuir a simbiose entre a mãe e o filho.

A família então facilita que o bebê, que não pode resolver sozinho suas necessidades básicas, acabe se transformando em um indivíduo mais autônomo, forte e vital.

Hoje em dia, as funções materna e paterna são assumidas, na maioria das vezes, respectivamente pela mãe e pelo pai mas; por serem porosas, intercambiáveis e "assexuadas", o pai pode assumir a função materna, que é de cuidar e acolher, enquanto a mãe pode assumir a função paterna de colocar limites e provocar algumas frustrações, quando necessário.

Isso explica por que, no caso de cuidadores que não são os pais biológicos, como os pais adotivos e os casais homossexuais, possam oferecer a seus filhos cuidados e afeto adequados, construindo, assim, um vínculo humanizante, que possibilita um bom e adequado desenvolvimento.

QUANDO PAIS OU MÃES SE SEPARAM

Leonardo Posternak / Ana Merzel Kernkraut

Na abordagem da questão da separação, não se pode deixar de refletir sobre a própria lei do divórcio, que considerou a situação do casal, mas praticamente ignorou os filhos, em muitos casos vítimas involuntárias no processo de ruptura familiar. Esse cenário está inscrito no tema de prevenção dos problemas da dor e do sofrimento psicológico na infância, dos sentimentos provocados por aquilo que não se diz ou pelas mentiras implícitas em nome do bem dos filhos.

Durante o processo da separação, muitos pais têm dificuldade em comunicar à criança o que está acontecendo, acreditando que ela não tem condição de entender o que está se passando na família. Quanto menor é a criança, mais os pais podem acreditar em uma incapacidade dela em compreender o que está acontecendo.

DICA

A criança pequena não tem a mesma capacidade de compreensão do adulto ou de uma criança maior, mas primeiramente ela sente o que está acontecendo e a explicação é bem-vinda.

As crianças são seres lógicos, às vezes mais do que os adultos: sua lógica pode ser mais direta e simples. Num lar em que o pai e a mãe vivem em estado de permanente beligerância e desentendimento, um dia o filho pergunta, angustiado: "Vocês vão se separar?". Ele quer saber se eles continuarão brigando ou se optarão pela separação.

No caso de se decidir pelo divórcio, o casal deveria deixar claro que os compromissos entre eles são diferentes dos vínculos que os pais têm com os filhos. Não existe desquite para filhos. E, desde que sejam bem esclarecidos, provavelmente compreenderão o que é o divórcio. Trata-se de uma situação legal que pode trazer uma solução também para os filhos.

PRECONCEITOS

Os seres humanos têm a característica de mudar, e cada um muda com intensidade e ritmo deferentes. A vida em comum se torna cada vez mais difícil e, diante da infelicidade, alguns pequenos hábitos que pareciam simpáticos e até divertidos quando existia amor podem se tornar insuportáveis quando o amor já não existe. Nessa fase, cada um procura motivos para ficar longe do outro. Por fim, chega o dia em que se admite que, apesar dos esforços, o casamento não funciona mais.

Pode acontecer de um deles se apaixonar por outra pessoa. Para quem é abandonado, surge uma sensação de solidão e a autoestima despenca a níveis nunca imaginados. Para os filhos, não é fácil aceitar essa terceira pessoa em suas relações.

O casal precisa ter consciência de que nada disso foi planejado, mas, se aconteceu, os filhos têm de ser informados a respeito. Eles devem saber que não existe um remédio rápido, como para dor ou a febre. A tristeza costuma melhorar apenas com um remédio chamado "tempo", bem como a postura dos pais e mães de estarem próximos e aceitarem que os seus filhos poderão ter reações diferentes em relação à aceitação deste novo contexto.

IMPORTANTE

No meio da confusão e das brigas, a criança ainda luta, idealiza e deseja que os pais continuem juntos, apesar de tudo. Sabendo que os primeiros meses da nova vida serão mesmo difíceis, os pais devem tranquilizar os filhos, mostrando que morar com um dos pais mais ou menos feliz será melhor do que viver com os dois totalmente infelizes. Se houver explicações claras e sinceras, a criança entenderá as "coisas dos adultos." Por isso não se deve poupá-la da verdade, com a intenção de evitar sofrimentos. A criança não deve ser mal informada, nem enganada.

Outro grande problema ocorre quando o pai ou a mãe, com frustração e mágoa, fala mal do outro para o filho (síndrome da alienação parental). Muitas vezes, a separação é resultado de discórdia e conflito do casal ou da família e a criança fica à mercê da emoção e dos sentimentos da mãe ou do pai, o que pode resultar numa ambivalência em ter de tomar partido de um deles ou ficar como intermediário numa situação que cabe aos adultos resolverem sem criar uma posição em que o filho acaba levando e trazendo informações de um para o outro. As funções materna e paterna devem ser sempre preservadas - elas são diferentes das funções de esposo e esposa.

Ainda com relação ao que falar com a criança, muitos pais conversam com ela como se fosse um adulto e compartilham suas experiências ruins em relação ao cônjuge com os filhos, fazendo com que eles saibam a verdadeira estória em relação ao motivo da separação. Para a criança que tem em seus pais um sentimento de segurança e amor, a postura de falar o que o outro fez não ajuda na elaboração psíquica da separação, e sim se utiliza da criança como objeto de simpatia pela causa da separação, isto é, faz com que a criança seja "aliada" de um dos pais ou tome partido de um lado.

Um dos aspectos que os pais temem com a separação é a mudança de rotina na vida dos filhos, como se este fator fosse ser o motivo de instabilidade e o gerador de problemas, criando um trauma na vida da criança. A rotina da criança será alterada, será nova para todos, mas não necessariamente traumática, o fato de o casal não viver mais junto não deve trazer tumulto, e sim garantir a tranquilidade de que a criança necessita durante o seu desenvolvimento.

DICA

No divórcio, como em qualquer outra situação de perda, quando se adota uma atitude honesta, amadurecida e inteligente, torna-se possível aliviar a carga de ansiedade em uma criança que já tem dificuldades suficientes para entender o mundo.

APÓS A SEPARAÇÃO DO CASAL

Quando os pais conseguem fazer a separação de maneira tranquila, preservando o relacionamento familiar, devem definir como será a guarda dos filhos, se ficará a maior parte do tempo com um deles ou se será uma guarda compartilhada em que se divide igualmente o tempo que cada um terá a criança.

Deve-se considerar o aspecto financeiro (partilha de bens, pensão alimentícia), que pode criar um momento de impasse e raiva com relação a como e quem arcará com as despesas em comum dos filhos, seja quanto à guarda compartilhada, seja quanto à casa onde os filhos passarão a maior parte do tempo. Muitas vezes, este tema pode gerar angústia na criança, que já viveu outros momentos de conflito ou simplesmente por esta situação causar incômodo, pois indubitavelmente a criança será posta no foco desta questão.

No caso da guarda compartilhada, se faz necessário pensar na logística da rotina da criança. Pais que decidem morar em local distante do outro podem enfrentar dificuldade para cumprir as atividades escolares e extracurriculares da criança, por isso ao pensar na guarda compartilhada o local de escolha de moradia de cada um deve ser perto o suficiente para conseguirem assegurar que a criança não será impactada negativamente pela distância física.

Outro aspecto é a mágoa crônica na pessoa que acha que saiu em posição de desvantagem no processo de separação, fazendo com que ela não desfrute da tranquilidade que a separação pode trazer a todos os membros da família, ao invés disto, o rancor e o ódio passam a ser alimentados, não trazendo benefício para nenhuma das partes.

A divisão do tempo em que cada um ficará com os filhos pode ser motivo de ciúmes do genitor que não reside junto ao filho que provavelmente irá viver durante a semana com a pessoa que tem mais infraestrutura para cuidar do cotidiano da criança: escola, atividades extracurriculares, visitas a médicos ou outros especialistas. Se possível, é importante combinar algum encontro durante a semana, para que a criança possa estar com quem não mora junto e alternar fins de semana, combinar feriados, datas festivas e férias.

IMPORTANTE

Os adultos que acabaram de se separar devem ter em mente que quem cuida do dia a dia da criança assume o papel, "ora fada, ora bruxa" que impõe as regras e faz o trabalho desgastante em prol de uma rotina necessária para o desenvolvimento adequado da criança.

O pai ou mãe que não está vivendo com o filho pode sentir-se prejudicado com relação ao tempo despendido com a criança, mas em termos de qualidade ele tem o tempo mais dedicado ao lazer e à diversão com o filho.

NOVA FAMÍLIA

Uma situação intimamente relacionada ao divórcio é a das famílias reconstituídas. O resultado varia de acordo com as circunstâncias de cada pessoa envolvida, mas, de modo geral, uma relação simpática, agradável e positiva na nova situação tem efeito benéfico para a criança.

No primeiro momento os filhos podem se sentir magoados e traídos. Contudo, a reconstituição dos vínculos amorosos, como no caso do divórcio, não depende da permissão ou da proibição dos filhos. Uma criança não pode se transformar em porta-voz da lei familiar. É péssimo quando, depois de muitos anos, um dos genitores diz ao filho, em tom de cobrança: "Eu me sacrifiquei por vocês não me casando novamente".

O padrasto ou a madrasta também precisam refletir a respeito do contexto em que a criança viveu com os pais ou mães e perceber quando surgem dificuldades no relacionamento.

Entre as questões básicas, o padrasto ou a madrasta devem deixar claro para a criança que:

- Nada têm contra o verdadeiro genitor;
- Reconhecem que o outro é o pai ou a mãe biológico(a) ou adotivo(a);
- Existem questões básicas e estruturais que, por sua importância, as crianças devem decidir com seus próprios pais;
- Podem solucionar coisas corriqueiras relacionadas às regras da nova casa;
- Fundamentalmente, o novo casal deseja agir "como pais" no dia a dia.

CONHEÇA OS SELOS EDITORIAIS DA eE editora dos Editores

CONTEÚDO ORIGINAL

Conteúdo Original

Seleção de autores e conteúdos nacionais de excelência nas áreas científicas, técnicas e profissionais.

CONTEÚDO INTERNACIONAL

Conteúdo Internacional

Tradução de livros de editoras estrangeiras renomadas, cujos títulos são indicados pelas principais instituições de ensino do mundo.

SOU EDITOR

Sou Editor

Projetos especiais em que o autor é o investidor de seu projeto editorial. A definição do percentual de investimento é definida após a análise dos originais de seus livros, podendo ser parcial ou integral.